新刊

編者：池田政一
予価（本体16,000円＋税）
B5判 上製
約800頁

漢方主治症総覧

―鍼灸師と漢方家のための薬方・薬物・鍼灸治療の解説―

臨床歴50年以上の著者による〇〇
治療と鍼灸治療の集大成ここに〇〇

- 第1部「薬方解説180」では、類方も含めて250あまりの薬方の用い方を解説。各薬方の条文や用法・用量はもちろんのこと、主治についても列記している。病理解説は、各薬方に含まれる薬物の気味がいかなる臓腑経絡に作用し、どのように虚実寒熱湿燥を改善するかを述べている。また望診や腹診、六部定位脈診も解説し、項末には鍼灸治療についても掲載している。一目で分かる腹診図つき。

- 第2部「薬物解説」では、民間薬や各薬方に用いられる薬物の植物名、科名、品考、修治法、薬理・薬効を収録。気味による解説も付記している。

- 第3部「鍼灸証の解説と治療法」では、鍼灸で治療することが多い疾患に用いられる経穴を列記している。また漢方医学用語の解説を盛り込み、本書を読めば東洋医学の重要なポイントがすべて分かるようになっている。

- 巻末付録は主治、薬物名、薬効から検索できる索引。

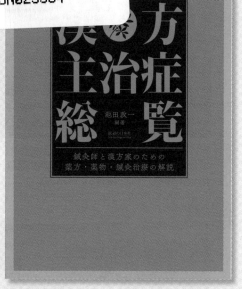

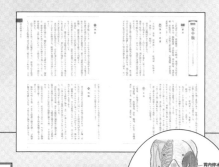

安中散
腹診図-1

池田政一（いけだ・まさかず）

1945年、愛媛県生まれ。1968年、明治鍼灸専門学校（現・明治東洋医学院専門学校）卒業。鍼灸は池田太喜男氏に、漢方薬は荒木性次氏に師事。1978年、池田薬草店小泉治療院を開業し、現在に至る。元経絡治療学会学術部長、漢方鍼医会顧問、漢方池田塾主宰。著書に『経穴主治症総覧』『古典ハンドブックシリーズ（全5巻）』『漫画ハリ入門』などがあり、『漢方主治症総覧』を刊行予定（すべて医道の日本社）。

主な内容

第1部　薬方解説180
第2部　薬物解説
　　　　品考 神農 備要 薬徴 薬嚢
　　　　薬理・薬効
第3部　鍼灸証の解説と治療法
　　　　発証の経緯 脈証 腹証 望診
　　　　病因・病理 病症 鍼灸治療 薬方治療

医道の日本社

フリーダイヤル **0120-2161-02**　Tel.**046-865-2161**　ご注文FAX.**046-865-2707**
1回のご注文 **1万円**（税込）以上で梱包送料無料〈1万円未満：梱包送料880円（税込）〉

MONTHLY 📷 SNAPSHOT

今月のスナップショット

業界ニュース

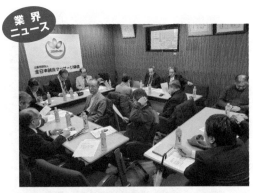

1月23日、全鍼師会会館にて、令和元年度第5回あはき等法推進協議会を開催した。「非医業類似行為」に代わる呼称について議論した（→p.76）

レポート

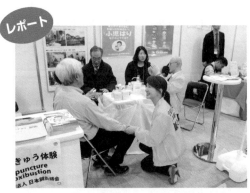

1月28日と29日に開催されたCare Show Japanに、今年も日本鍼灸師会が出展。鍼治療の無料体験コーナーを設け、鍼灸をPRした（→p.75）

業界ニュース

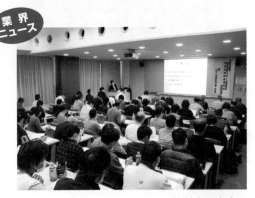

2月1日と2日にかけて、マッサージ等将来研究会の主催で第8回認定訪問マッサージ師講習会・認定機能訓練指導員講習会が開催された（→p.77）

レポート

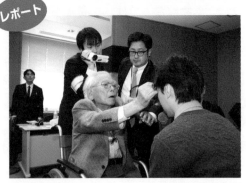

埼玉鍼灸学会は1月26日、2019年度第4回学術講習会を開催。頭鍼療法をテーマに、YNSA創始者の山元敏勝氏らが講演した（→p.74）

巻頭企画

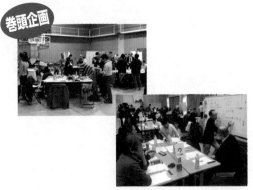

巻頭企画では「災害支援鍼灸マッサージ師合同委員会（DSAM）」の委員による活動報告を掲載。災害時における鍼灸マッサージ師の役割とは（→p.28）

プレゼント

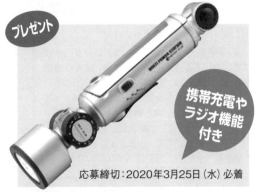

携帯充電やラジオ機能付き

応募締切：2020年3月25日（水）必着

巻頭企画にあわせて防災グッズ「マルチパワーステーション2」を抽選で1名様にプレゼント。巻末の読者はがきか医道の日本Webサイトよりご応募ください（→p.18）

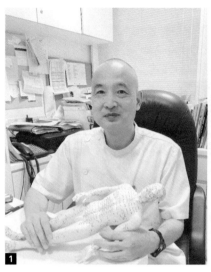

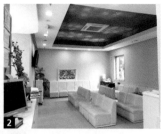

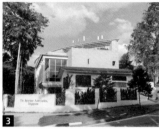

【治療院データ】
所在地：120 Adam Road Singapore 289899
開業年：1985年
診療時間：月火木金9時〜12時、14時〜17時、水9時〜12時30分、土8時30分〜14時
診療内容：一般診療、心療内科、カウンセリング、言語聴覚療法、フットケア、鍼治療、他

1 シンガポール日本人会クリニックの日暮浩実氏 2 待合室。天井には雲と青空が描かれており、空間的な広がりを演出している 3 シンガポール日本人会会館の外観。クリニックは1階と2階に入る
写真提供：日暮浩実氏

シンガポール日本人会クリニック

日暮浩実（ひぐらし・ひろみ）
医師。千葉大学医学部卒業後、同大学呼吸器内科入局。日本国内で3つの病院で研修後、同大学大学院にて医学博士号取得。2005年3月にシンガポール日本人会クリニック（Japanese Association Clinic, Singapore）に赴任し、総合診療に従事。鍼灸師教育は Singapore College of Traditional Chinese Medicine で受け、2007年11月に鍼灸師免許取得。

シンガポール政府公認の鍼灸師免許を取得した日本人医師

シンガポールは大小の島からなる東南アジアの都市国家。国土面積は東京23区と同程度で、人口約564万人を有す。企業の駐在員を始め、日本人も多く住んでいる。シンガポール日本人向けの医療機関で1985年に設立された。その名のとおり日本人向けの医療機関で、シンガポール日本人会クリニックは、日本人医師の日暮浩実氏だ。同クリニックで鍼治療を行っているのが、日本人医師の日暮浩実氏だ。

「日本にいた頃から、海外で働いてみたいという漠然とした憧れを持っていたのですが、たまたま、所属先がシンガポール日本人会クリニックに医師を派遣していることを知って勤務を希望しました。妻も海外で働くことに興味を持っていたのが強い後押しとなりましたね」

シンガポール日本人会クリニックには、医師や看護師以外にも言語聴覚士、臨床心理士といった日本人医療者が所属しており、一般診療に加えて言語療法、カウンセリングなども提供している。レントゲン、超音波検査、血液検査なども院内で実施し、各種検査結果を迅速に出せるのも強みだ。日暮氏の専門は内科だが、臨床では総合診療医として多くの患者を診ている。日暮氏が鍼治療を取り入れるようになったのは、急性腰痛症や頚肩腕症候群などの痛みに対して、鎮痛剤や湿布以外の治療を行いたいと考えたからだった。

「痛みの治療に鍼灸が役立つのではないかと思い、西洋医師向けの鍼灸師養成コースに入りました。日本では医師免許で鍼灸治療を行えますが、シンガポールでは私が学んだような教育機関で講義・実習の単位を収め、国家試験に合格しなければなりません」

日暮氏は3日間に及ぶ国家試験に合格し、シンガポール厚生省公認の鍼灸師免許を2007年に取得。以降、腰痛や肩こりを始め、眼瞼痙攣、冷え症などに対して鍼治療を用いている。なお、灸は建物の消防法に抵触するため行っていない。日暮氏によると、シンガポールでは中医学の人気が根強く、日本よりも鍼灸に対する信頼度が高いという。

「ただ、鍼灸師や中医師の数は過剰な状態です。日本人鍼灸師がシンガポールで働くためには、政府が認定している教育機関の卒業が基本条件となりますが、申請条件や労働環境は厳しいかもしれません」

今年になってからは、新型コロナウイルスの対応に追われている。シンガポールでも2月現在で約40人の感染者が出ている。

「新型の感染症を収めるには、皆が免疫力を持つことが必要です。住む国を問わず、慌てず正しく怖がり、対処していくことが重要です」

生薬とからだをつなぐ

第99回

反鼻

帝京平成大学 薬学博士 鈴木達彦

植物画：みやしたはんな
本文イラスト：シュクヤフミコ

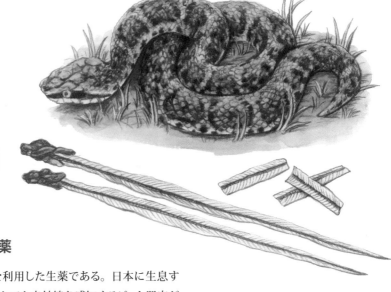

🔵 マムシを利用した生薬

反鼻はクサリヘビ科のマムシを利用した生薬である。日本に生息するマムシやハブなどは、ヘビのなかでも赤外線を感知するピット器官が発達しており、マムシは目と鼻孔の間に明瞭にピット器官がある。そのため鼻が反り返って鼻孔が開いているように見えることから反鼻と称されたと考えられる。生薬とするときは、通常皮を剥いで、内臓や毒腺を除いて乾燥させる。日本では反鼻を解毒薬、強壮・強精薬とされることが多く、民間薬としてはハブやマムシをアルコール度数の高い焼酎につける蛇酒がよく知られている。蛇酒は強壮・強精以外にも胃腸障害に用いられたり、火傷や虫刺されに外用薬とされてきた。別名には、「間（あいだ）に六と七」という洒落から、「五八草（草を黒焼きを意味する霜とすることもある）」がある。

蛇にまつわる神話や逸話は世界各地にあるが、これほど善悪両極端に描かれるものも少ないであろう。水神として弁財天の使いとされる一方で、八岐大蛇はスサノオに退治される。ヨーロッパにおいても、古代ギリシアの医薬の神アスクレピオスは蛇が絡まった杖を持つのに対して、アダムとイブが禁断の果実を食べたのは蛇に唆されたからである。爬虫類であるため長い絶食にも耐える生命力を持ち、脱皮を繰り返すことから復活の象徴となる。錬金術では自らの尾を噛むウロボロスを途切れることのない物質の循環を象徴するものとした。それとは反対に、毒蛇は死角から突然襲ってきて、命を脅かすものでもある。毒蛇には溢れる生命力と自然への畏怖を感じさせる。

🔵 毒蛇と強壮薬

反鼻には強壮作用があるとみなされているが、本草書においては、

癩瘡などの皮膚疾患とみられるものが多く、強壮作用にかかわる記載
はほとんどみることができない。反鼻を癩瘡などに用いるのは、蛇の鱗
が皮膚のでき物と結びつけられ、また、脱皮によって皮膚が新しくなる
ということが、人間の皮膚にはたらきかけるからといえよう。

　一方、強壮のはたらきは、民間薬的な範囲にとどまっているとみられ
る。蛇は一部のものを除けば、瞬発的な素早さはあっても、獲物を追
い回してとらえる速さはない。草むらなど物陰に潜み、気付かずに咬ま
れると、毒により強い痛みと腫れ、発赤が起こる。物陰に潜む陰性の
存在でありながら、火のような陽性の毒を持っている毒蛇には、陰と陽
の強いコントラストがある。反鼻は毒腺を除いているが、陽性の毒を
有する存在として、からだを刺激して強壮する。民間薬にとどまったのは、
地域によって分布する毒蛇は異なるため、普遍的な強壮薬としての役
割を得るには難しかったことに理由の一端があろう。

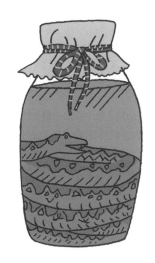

毒蛇を利用したさまざまな薬

　反鼻の解毒作用は、毒を以て毒を制するという発想にあるとみられ
るが、毒蛇に脅かされるのは世界に共通であり、ヨーロッパにおいても
毒蛇を解毒薬とした。

　ギリシア語で野獣や有害な動物を意味するteriakosを語源とするテ
リアカは、ヨーロッパで長きにわたって利用された。複数の生薬からな
る複合剤であり、4種類のテリアカから、100種を越える多味剤もある。
紀元1世紀のネロ帝の侍医アンドロマクのテリアカは有名であり、毒蛇
と阿片を配合している。テリアカは、はじめは毒蛇の解毒薬であったが、
次第にさまざまな毒に対するものと考えられるようになり、さらには万病
薬とされていった。ヨーロッパの代表的な複合薬として、18世紀まで
珍重された。

　テリアカは、中国にも「庭野迦」として、すでに唐代の『新修本草』
に収載されている。ただし、同じく解毒薬とされていた動物の胆石を用
いたベゾアールと混同されることもあり、正しくは理解されていなかった
とみられる。日本には蘭方を介しても伝わっている。

　そのほか毒蛇に関するものでは、蛇頂石、吸毒石と称されたスラン
ガステイン（slangen steen：蛇の石）がある。蛇頂石は、コブラの頭
の骨とされ、毒蛇に咬まれたところに押し当てると毒を吸い取るとされ
ていた。実際には、コブラの頭には蛇頂石になり得るような特徴的な
骨は形成されないようであり、コブラ以外の骨か鉱石か、あるいは人
工的に作られたものと考えられる。江戸時代に伝えられたものも各地に
残されていて、近代まで販売されていた。

生薬とからだをつなぐ

自然との調和を目指した生薬の使い方

B5変形　オールカラー　336ページ
定価：（本体3,700円＋税）

鈴木達彦 著

ホリスティックな観点で生薬を考える
伝統医学にたずさわる臨床家の必読書

　2012年1月に連載を開始した「生薬とからだをつなぐ」が待望の書籍化。6年分の連載に新たな薬草が加わり、87種の生薬を紹介しています。

　植物、動物、鉱物などを基原とする生薬は、自然のなかで生じます。連載タイトルの「生薬とからだをつなぐ」には、「自然界で生まれた生薬という大宇宙と、人間のからだである小宇宙をいかに結びつけるのか」という意味が込められています。

　生薬はなぜ人間の役に立つのか。そして人間はどのように自然とかかわるべきなのか。

　「薬学界の考古学」の道を歩む著者が記す、世界の伝統医学を背景に繰り広げる生薬の世界を堪能できる1冊です。

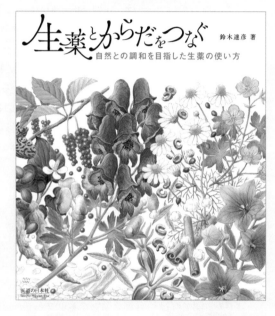

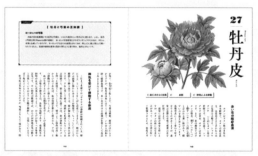

これまでの連載原稿も改筆・加筆！より初学者も読み進めやすい体裁に

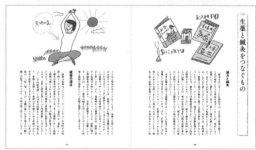

書き下ろし解説や「臨床と生薬をつなぐ」「豆知識」などコラムも充実

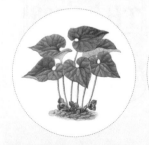
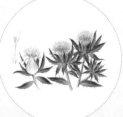
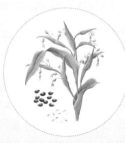

著者　鈴木達彦

1975年、千葉県生まれ。東京理科大学薬学部薬学科、東洋鍼灸専門学校卒業。博士（薬学）、薬剤師、鍼灸師。現在は帝京平成大学薬学部准教授、千葉大学大学院医学研究院和漢診療学非常勤講師・客員研究員、北里大学東洋医学総合研究所客員研究員を兼任。漢方薬局店主。

医道の日本社　フリーダイヤル 0120-2161-02　Tel.046-865-2161　ご注文FAX.046-865-2707
1回のご注文1万円（税込）以上で梱包送料無料〈1万円未満：梱包送料880円（税込）〉

医道の日本 CONTENTS

VOL.79 NO.3 2020年3月

4 今月のスナップショット

5 海の向こうの治療院／日暮浩実

6 生薬とからだをつなぐ (99)／鈴木達彦

10 読者を訪ねて (11)／岩島治療院

13 誌上で鑑別トレーニング 外傷整復道場 (99)／若松純哉

18 巻頭企画 **災害に備える**

専門家に聞いた 今から始める災害への備え／株式会社ニチボウ
ポイント もし治療中に地震が起こったら
コラム 拝見! 治療院でできる防災の工夫／小峰拓也
レポート DSAM委員による鍼灸マッサージ師の災害支援活動報告
1. 災害支援への業界としての取り組み／仲嶋隆史・堀口正剛
2. DSAM災害支援鍼灸マッサージ師合同育成講習会について／古田高征
3. 災害支援時の鍼灸師の活動について／国安俊成

41 特集 **アレルギー性鼻炎への鍼灸治療**

仲西宏元 高野耕造 栗原誠・佐藤廉 長森夏弥子（崔邁）

73 学会・イベントレポート
第7回鍼灸医学史研究発表会開催
埼玉鍼灸学会2019年度第4回学術講習会開催
Care Show Japan 2020 で日本鍼灸師会が体験ブースとセミナー開催

76 業界ニュース

80 疾患別 実践「陰陽太極鍼」(3)／吉川正子

86 経穴の主治を生かせる 池田政一の臨床 (33)／池田政一

90 古典から鍼灸師の仕事を見直す (25)／宮川浩也

96 新解『杉山流三部書』講 (51)／松本俊吾

103 マンガでわかるプラセボ効果 (12)／山下仁・犬養ヒロ

112 第47回日本頭痛学会総会印象記／井瀬美由季・菊池友和・山口智

116 鍼灸字源探検 (13)／久保裕之・金子都美絵

118 鍼灸ワールドコラム (106)／建部陽嗣

121 臨床に活かす古典 (92)／篠原孝市

124 世界メディアが伝える「鍼灸」最新動向 (154)／中田健吾

128 第58回日本臨床鍼灸懇話会に参加して／鈴木広希

131 鍼灸師による「気」の発見／稲森英彦

150 あん摩マッサージ指圧師、はり師きゅう師養成施設全国一覧

154 キャッチアップ! 医療記事ヘッドライン

155 今月の読者の広場・セミナー案内

165 編集後記

166 次号予告

171 求人案内

読者を訪ねて
――「医道の日本」のある風景――

HERE

第11回 岩島治療院（千葉県松戸市）

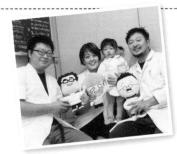

◀院長の岩島信吾氏（写真右）とスタッフの皆様。1歳になる岩島氏の長女はこの取材に合わせて手づくりした白衣を着用。同院は岩島氏の妻で副院長の亜衣子氏、また弟で副院長の敏嗣氏と治療にあたっている

文・写真：編集部

千葉県松戸市にある「岩島治療院」は、敷地内に「ゲル」を併設している稀有な治療院だ。「ゲル」とは主にモンゴルの遊牧民が使用する移動式住居のことで、院長の岩島信吾氏の「地域の方々との接点の場をつくりたい」という思いが形となったものであり、患者への運動指導から落語家を招いたイベントまで、幅広く活用されている。そんな岩島氏に、医道の日本社との接点などについて話を聞いた。

🌿 人とのつながりが形になったゲル

モンゴルでは多く見られるも日本では珍しいゲルを併設している岩島治療院。道行く人も思わず目が吸い寄せられている様子が見て取れ、治療院の宣伝として効果的にも思えた。しかし、岩島氏がゲルを建てた真意は別にある。

「患者さんの治療は鍼灸マッサージだけではなく、運動してもらうことも必要ですよね。その場をつくりたいという思いが常々ありました。そんなとき、患者さんであり友人でもある方から、ゲルの存在を聞いたのがきっかけです」

そして、2010年の開業から7年後の2017年に念願のゲルを設営した。ゲルを地域の人との交流の場にもしたいと考え、落語家を招いたり、パン屋やケーキ屋、コーヒー屋、染め物屋を呼んでマルシェ（市場）を開催している。実はゲルを設営する際には、地域の方々がボランティアで集まり協力してくれたという。人とのつながりでつくり上げられたこのゲルには、治療院のトレードマークというだけには留まらない価値がある。

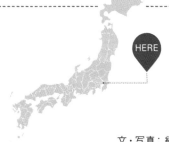

本棚に置かれた長野潔氏の著作と「医道の日本」。長野式治療に関する本はスタッフがそれぞれ自分用に1冊持っているという

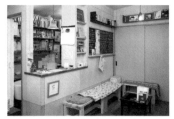

待合室。院内は天井から壁、床に至るまで木製となっており、温かみを感じる雰囲気がある

患者と相談して治療法を決定する

　同院での治療は、長野式治療を軸にしつつ、診察結果をもとに患者の状態に合わせて鍼灸、マッサージ、運動から適したものを組み合わせて提案し、患者と相談したうえで決定する「オーダーメイド」が基本のコースとなっている。

　「例えば、治療院で鍼灸のコースを用意していた場合、患者さんは『自分の症状に鍼灸が合っているのか』を考える必要がありますよね。でも、一般の患者さんが判断をするのは難しいと思ったので、こちらから提案する形にしました。鍼灸はさまざまな疾患をカバーできますが、運動をしたほうがより効果的な場合もあります。それを患者さんに説明して、納得してもらえたら実行する。このようなインフォームド・チョイスは西洋医学の現場でも行われています。患者さんにも受け入れてもらっていて、開業以来ほぼ満員御礼の状態です」

　そんな岩島氏は医道の日本社から発行している長野潔氏の著作を読み、長野式臨床研究会に入会。それから12年が経った現在、同会の東北支部長を務めている。

　「医道の日本社は長野先生の著作もそうですが、いろんな治療法を『医道の日本』に掲載したり、まとめた本を出版してくれてありがたいです。ほかの治療法を知ることで、自分の治療を客観的に見て、なぜ効果があったのかを研究しています」

　岩島氏は東洋医学関連の団体のほか、日本病巣疾患研究会や日本抗加齢医学会といった医師中心の団体にも所属。鍼灸師が医師から信頼を得る方法を模索している。今後はその方策の一つとして、長野式治療で臨床データを蓄積し、会員が医師と連携する際に活用できるシステムの構築を目指しているとのことだ。

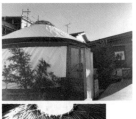
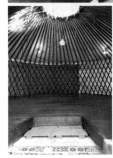

ゲルの外観（写真上）と内観（写真下）。患者への運動指導のほか、落語のイベントやマルシェ、子どものおもちゃづくり教室などを開催。地域の人との交流の場として活用されている

読者の治療院情報

名称　岩島治療院
住所　千葉県松戸市松戸新田268-5
アクセス　新京成線松戸新田駅徒歩3分
休診日　第5火曜日
スタッフの人数　3人
ベッド数　3台
開業年　2010年

読者が選ぶこの一冊！

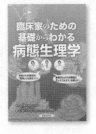

臨床家のための基礎からわかる病態生理学 (医道の日本社)

長野式治療を実践しているので、『鍼灸臨床わが三十年の軌跡』『鍼灸臨床新治療法の探究』『よくわかる長野式治療』を挙げたいところですが、開業する鍼灸師に読んでもらいたいという点では、この一冊がおすすめです。

Fascia ファシア

－その存在と知られざる役割－

-What it is and why it matters-

著：David Lesondak　監訳：小林只

訳者（五十音順）：浅賀亮哉、今北英高、鵜川浩一、
木村裕明、黒沢理人、鈴木茂樹、須田万勢、
銭田智恵子、銭田良博、谷掛洋平、並木宏文、渡邉久士
協力：一般社団法人日本整形内科学研究会（JNOS）

定価：本体 4,500 円＋税
B5判／165頁

新刊

David Lesondak 著
小林只 監訳

訳者（五十音順）
浅賀亮哉
今北英高
鵜川浩一
木村裕明
黒沢理人
鈴木茂樹
須田万勢
銭田智恵子
銭田良博
谷掛洋平
並木宏文
渡邉久士
協力：一般社団法人日本整形内科学研究会（JNOS）

ファシア
その存在と知られざる役割

原因不明の
痛みの原因は、
ファシアに
あった!?
いま、その謎が
明かされる。

Fascia
What it is and
why it matters

医道の日本社
Ido-No-Nippon-Sha

原因不明の痛みや機能不全が、「ファシア」抜きで語れなくなってきた。

「筋膜（myofascia）」と似て非なるといわれつつ、長い間、解剖学的に「不活性」「不要」とされていた体組織、「ファシア（Fascia）」。2018年の国際疾病分類・第11回改訂版（ICD-11）で、この正式名称を授けられ、医療者や治療家にとどまらず、幅広い層からさらに注目を集めている。ファシアが運動器だけでなく内科・泌尿器科・婦人科・耳鼻咽頭科・眼科・麻酔科などのあらゆる分野で、これまで原因不明とされてきた病態と関係する可能性についても、さらなる研究が進んでいる。

本書ではファシアの医学界における歴史を掘り起こしながら、現時点で明らかになっているその形態や機能について、全身の連続性というマクロの視点から、細胞レベルというミクロの視点までを横断的にまとめている。そして、世界中で展開されているファシアを対象とした鍼や徒手療法についての解釈、未来の治療へのヒントを与えてくれる。日本発のファシアリリース治療「エコーガイド下ファシア・ハイドロリリース」を考案した木村裕明医師と小林只医師らを中心に、一般社団法人日本整形内科学研究会（JNOS）主要メンバーの熟考された監訳により、ファシアの世界の核から触れられる1冊！

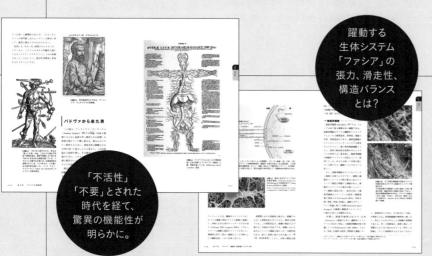

パドヴァから来た男

「不活性」「不要」とされた時代を経て、驚異の機能性が明らかに。

躍動する生体システム「ファシア」の張力、滑走性、構造バランスとは？

主な内容

- 躍動する組織とシステム系
- マクロとミクロの関連
- ファシアと解剖学
- ファシアと神経系システム
- ファシアと脳
- ファシアと臓器
- ファシアの病態を評価する
- ファシアを対象とした治療方法

医道の日本社　フリーダイヤル 0120-2161-02　Tel.046-865-2161　ご注文FAX.046-865-2707
1回のご注文 1万円（税込）以上で梱包送料無料〈1万円未満：梱包送料880円（税込）〉

日本体育大学スポーツキュアセンター
横浜・健志台接骨院　施術管理者
若松純哉（わかまつ・じゅんや）

Profile

2015年、帝京科学大学卒業後、東京
都練馬区の小間沢接骨院勤務。
2018年、日本体育大学スポーツキュア
センター横浜・健志台接骨院勤務。
2019年より現職。

誌上で鑑別トレーニング
外傷整復道場
【第99回】

| 企画
協力 | 伊藤譲
日本体育大学保健医療学部
整復医療学科教授 |

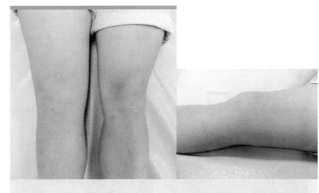

🔍 **鑑別してみよう**　患者は20歳の男性。写真は受傷直後に来院し、撮影したもの。

ヒント
・膝蓋腱実質部に著明な腫脹と圧痛を認める。
・膝蓋骨が健側と比較して近位に移動している。
・膝関節の自動伸展が不能である。
・触診により膝蓋腱の陥凹を認める。

CASE　受傷状況や症状

　ラグビーの練習中に相手選手から膝に前方からタックルを受けて受傷した。詳細な受傷時の状況は一瞬の出来事で、覚えていないという。主訴は膝関節前部の疼痛である。受診時の所見として、膝蓋腱部の腫脹を認めた。また、触診にて、膝蓋腱部の陥凹と同部の著明な圧痛を認めた。膝関節の自動伸展が不能で、歩行は困難であった。健側と比較して膝蓋骨が近位に移動していた。応急手当としてニーブレースを用いて外固定し、整形外科を紹介した。

鑑別のポイント

POINT 1 必ず健側と患側を比較する。

POINT 3 触診により膝蓋腱部の陥凹の有無を確認する。

POINT 2 圧痛部位を詳細に確認する。

POINT 4 膝関節の自動伸展が可能か確認する。

膝蓋腱断裂

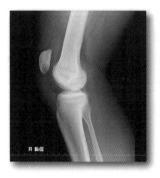 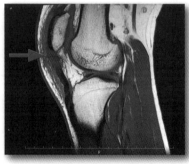

（左：単純X線膝関節側面像、右：MRI〔T1強調〕）
単純X線写真では骨傷は確認できないが、Insall-Salvati法にて膝蓋骨高位を認める。MRI（T1強調）により膝蓋腱実質部での断裂を認める。

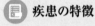 **疾患の特徴**

スポーツなどで純外傷性に生じる膝蓋腱断裂は比較的まれである。一般的に、自己免疫疾患や甲状腺機能亢進症などの内分泌疾患を基盤として発生することが多い。損傷の程度は、繰り返しの外力による部分損傷や、完全断裂までさまざまである。

完全断裂時の症状は、自覚症状として膝前面部の疼痛、患肢での荷重および歩行困難、膝関節の伸展不能などがあり、他覚所見として膝前面部の腫脹、膝蓋骨の近位側への移動（膝蓋骨高位）、触診による膝蓋腱断裂部の陥凹と同部の圧痛を認める。

鑑別疾患として、膝蓋骨骨折（膝蓋腱付着部の裂離骨折を含む）や脛骨粗面の裂離骨折が挙げられる。また、大腿骨および脛骨の顆部骨折、前十字靱帯損傷や半月板損傷との鑑別あるいは合併にも留意する必要がある。触診による膝蓋骨骨折との鑑別は、圧痛部位の詳細な確認によって可能であり、特に完全骨折の場合は、受傷直後であれば骨折部の陥凹を認めるため容易である。しかし、時間経過とともに腫脹が高度になると陥凹が消失するため慎重な触診が必要である。

膝蓋骨高位の確認は、視診では健側との比較により行う。単純X線膝関節側面像による評価法としてInsall-Salvati法がある（図1）。MRIは確定診断に用いられ、損傷の状態が確認できる。

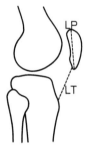

図1 Insall-Salvati法（1971）
（膝蓋腱の長さ〈LT〉と膝蓋骨長〈LP〉の長さを比較するtendon patella ratio〈LT/LP比〉により評価する。LT/LPは正常ではほぼ1であり、1.2以上で膝蓋骨高位。0.8以下で膝蓋骨低位とする）
（平澤泰介, 北條達也, 橋本俊彦監修, 伊藤譲編著. 柔道整復外傷学ハンドブック 下肢の骨折・脱臼. 医道の日本社, 2011. p.224より転載）

治療法・整復法・治療の注意点など

完全断裂例は、保存療法により膝関節の機能回復はほとんど見込めないため、手術療法の適応である。そのため速やかに整形外科医の受診が必要である。今回の症例は、初期処置としてニーブレースを装着し直ちに整形外科を紹介した（写真）。整形外科において、受傷より3日後に手術を施行された。

手術より1週間後に退院し、後療法を当院にて開始した。初期は、膝関節の屈曲、伸展は禁止とし、手技療法にて痛みや無理のない範囲で膝蓋骨や周囲の皮膚を動かした。ニーブレースでの外固定は4週間行った。患者が不安感を訴える場合や膝周囲に筋力の回復が不十分と判断した場合は、継続してさらに2〜3週間程度装着させる。

膝関節の可動域訓練は、術後1週間経過後から開始し、膝関節屈曲角度は6週までは90度にとどめ、その後は週に10〜15度の拡大を目標に徐々に可動域を広げた。今回の症例では、術後1週から可動域訓練を開始したが、膝関節を固定しない例では、術後2〜3日で可動域訓練を開始し、膝蓋腱に強い伸展力が作用しないよう、また疼痛に留意しながら実施する。患肢への荷重は、ニーブレースを装着させ、術後2週より段階的に行う。常に患部や手術痕の疼痛の有無や炎症症状を確認しながら進めていく。

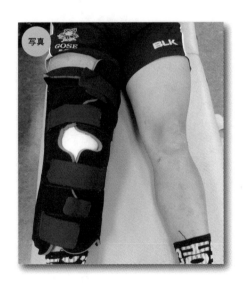

写真

**今回の
まとめ**

スポーツによる膝蓋腱完全断裂は極めてまれであるが、膝蓋骨骨折などの膝伸展機構の損傷の一つとして念頭に置くことが大切である。受傷直後は局所所見から判断は容易であるが、腫脹の増大とともに鑑別や合併症の有無の判断が困難になる場合もある。また、膝蓋腱完全断裂が疑われた場合は、保存療法は無効なことが多いため、医師へ直ちに紹介する。

顎関節への徒手療法

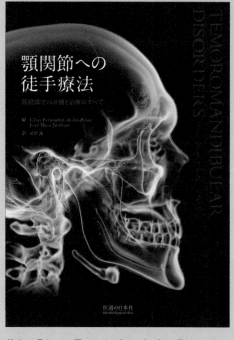

機能障害の評価と治療のすべて

「顎関節症」を治す
基礎から臨床までを集約

歯科口腔領域のみならず全身に影響を及ぼす顎関節の障害、本著はそんな顎関節の基礎知識や診察方法、治療法までを網羅的に紹介。編集者であるCésar Fernández-de-las-Peñas氏とJuan Mesa-Jiménez氏はともに理学療法士の資格を持ち、ペインクリニックで治療に携わっていた経験を生かし、慢性疼痛に関する研究を行っている。そのため、本著は多様で豊富なエビデンスを踏まえた内容となっており、より確実な顎関節症治療の指針として役立つ内容になっている。

本著は4つのパートに分かれており、パート1では顎関節症の疼痛の疫学や分類、病態生理など、顎関節症の基礎となる部分を、パート2では主に顎関節症の検査について説明。パート3では関節や筋、筋膜、神経への治療介入を目的とした複数のマニュアルセラピーや運動療法について、そして最後のパートでは鍼治療などの治療法に関する内容を紹介している。

本著一冊で基礎的な情報から治療法までを学ぶことができる、まさに「顎関節症の教科書」ともいうべき内容となっている。

著者：César Fernández-de-las-Peñas
Juan Mesa-Jiménez
監訳：河野渡（日本歯科東洋医学会会長）
定価：（本体6,500円＋税）　B5判　約320ページ

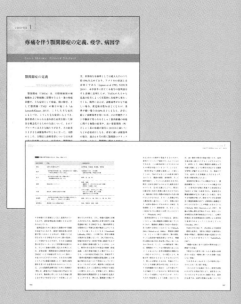

主な内容

第1章　疼痛を伴う顎関節症の定義、疫学、病因学
第2章　顎関節症の分類
第3章　三叉神経の侵害受容処理
第4章　顎関節症疼痛の病態生理学
第5章　頭蓋部に対する筋骨格関連疼痛
第6章　顎関節症の定量的感覚試験
第7章　顎関節症と口腔顔面痛の病歴
第8章　顎関節と咀嚼筋の臨床検査
第9章　顎関節症患者の頸椎と胸椎の臨床検査
第10章　顎関節症のマニュアルセラピーと運動療法の効果:証拠にもとづいたアプローチ
第11章　頸椎と顎関節の関節モビライゼーションとマニピュレーションによる治療介入
第12章　顎関節症の筋膜トリガーポイントへのマニュアルセラピー
第13章　顎関節症の筋膜誘導アプローチ
第14章　脳神経障害の臨床的分類
第15章　顎関節症の運動療法、姿勢訓練、運動制御
第16章　顎関節症における筋膜のトリガーポイントのドライニードリング
第17章　顎関節症における鍼治療
第18章　顎関節症における脳の治療
第19章　痛みの心理学、行動、体

医道の日本社　フリーダイヤル **0120-2161-02**　Tel.**046-865-2161**　ご注文FAX.**046-865-2707**
1回のご注文 **1万円**（税込）以上で梱包送料無料〈1万円未満：梱包送料880円（税込）〉

TEMPOROMANDIBULAR DISORDERS
Manual therapy, exercise, and needling

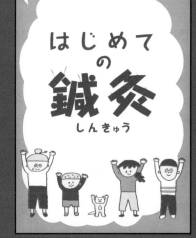
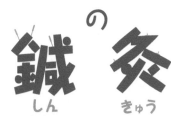
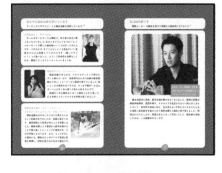
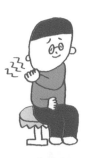
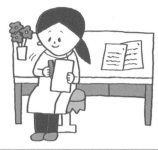

【巻頭企画】

災害に備える

2019年に日本列島に上陸した台風第19号は全国で多数の死傷者を出し、
家屋の倒壊や浸水など甚大な被害をもたらした。
さかのぼれば、2004年の新潟県中越地震、2011年の東日本大震災、
2016年の熊本地震、2018年の西日本豪雨などは、わずか12年の間に発災している。
いつまた大規模災害が起きてもおかしくないなか、
患者を預かる鍼灸マッサージ師が備えておくべきこととは何か。
本企画では防災を専門とする「防災コンサルティング」を行う企業に、
今から始められる治療院の備えについて聞いた。
また、防災へ積極的に取り組んでいる小峰拓也氏の治療院を取材。
すぐに取り入れられる防災の工夫を多数紹介してもらった。
さらに、災害支援鍼灸マッサージ師合同委員会（DSAM）に所属する委員に、
鍼灸マッサージ師としての災害支援に関する寄稿も掲載している。

インタビュー

専門家に聞いた
今から始める災害への備え
／株式会社ニチボウ

レポート

DSAM委員による
鍼灸マッサージ師の
災害支援活動報告
／堀口正剛、仲嶋隆史、古田高征、国安俊成

コラム

拝見!
治療院でできる防災の工夫
／小峰拓也（小峰医心堂ゆりのき鍼灸整骨院）

専門家に
聞いた

今から始める
災害への備え

災害への備えが必要なことは分かっていても、何から手をつければいいのか分からない。
そんな状況から防災の第一歩を踏み出すにはどうしたらいいのか。
その助言を得るため、防災を専門とする株式会社ニチボウを取材。
同社は防災設備の開発や設計、設備点検など、防災関連の業務を広く担っており、
そのなかでも防災に関する相談や教育を行う「防災コンサルタント室」の
金森俊介氏に、防災の始め方について話を聞いた。

文・写真：編集部

防災にかかわる設備開発から教育まで
幅広く支援

　弊社は防災を専門事業とする会社です。業務内容は、「防災コンサルティング」のほか、主に防災設備の開発・設計・施工・メンテナンス、設備の定期検査や点検などです。そのなかでも防災コンサルティング業務としては、消防署に提出する書類の作成やお客様の施設における災害対策の提案、またスタッフへの防災教育といったことを担当しています。

　例えば、ビルなどの建物に治療院を開業する際、防火管理者の選任や消防計画の作成が求められる場合があります[*1]。開業のタイミングなどで忙しいなかでの対応は難しいと思いますので、弊社がそういった各種届出の支援を行います。

　教育については初期消火、避難誘導、通報連絡の方法を基本とし、加えて業態に応じた内容を提案しています。例えば鍼灸マッサージ師の方々の場合、治療院へ来院する患者さんは、身体のどこかに不調を抱えている場合が多いと考えられます。そのため、発災時には健常者と同等の動きが取れない可能性も考慮し、患者さんを介助しながらの避難誘導も事前に訓練しておくとよいのではないでしょうか。弊社でも病院などで防災教育を行う機会があります。その場合、患者さんがいることを想定した避難誘導のポイント、例えばベッドや毛布を使った簡易的な搬送訓練などを盛り込んでいます。

自分たちの目で見て
チェックリストを作成する

　防災への取り組みとしてまずできるのは、

治療院のなかで火災につながる要因には何があるかをリストアップすることでしょうか。例えば、治療院には、電動ベッドや物理療法器具を置いているところもありますよね。床上の配線は、カバーなどをしていなければ、踏まれていくうちに被覆がはがれ、ショートするかもしれません。また、物陰にあるコンセントが緩んでいると、そこにほこりや湿気がたまって「トラッキング*2」を起こし、火災になるケースも考えられます。ほかにも、仕事上使用するお灸には火種がありますよね。それがもしベッドなどに落ちたとして、治療中であれば気がつくと思いますが、何かしらの事情でちょっと目を離したすきに燃え移ってしまうという可能性も考えられます。

施設のどこにどんな出火危険があるかをまず自分たちで確認してリストアップをする作業は、コンサルティングをご依頼いただいたお客様にもお願いしていることです。それらリスクがある場所に着目し、日頃からチェックする意識と体制があるか、またその体制が責任者だけではなく、所属するスタッフで共有できているかを確認してください。

そうしてリストアップした内容で、自身の治療院用にチェック表を作成し、営業時間の前後に確認作業を行うとよいのではないでしょうか。初めから専門家が入って指摘しては、自分自身の気づきではないので身につきません。こちらからの一方的な指導にせず、スタッフの皆さんにトレーニングとして取り

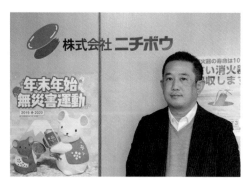

株式会社ニチボウ 防災コンサルタント室
金森俊介氏（かなもり・しゅんすけ）

組んでもらえれば、今後、別の場所に転居しても、ご自身である程度判断していただけるようになります。防災は自分たちで災害時の危険性を把握する目を養い、また確認する習慣を持つことが大切なのです。

火災、水害、地震の発生を想定した対策をする

火災が発生したときのリスクとして、治療院には患者さんのカルテという財産がありますので、これに燃え移らないよう対策する必要があります。できれば金庫に収納したり保管場所を不燃材で囲っていただけると安心ですが、実際は難しいと思いますので、例えば火災が起きたときにすぐ運び出せるよう、パッケージ化して保管しておくなどの対応が考えられます。

水害についても、行政が発表しているハザードマップを見ると、治療院がある地域がどれほど浸水するのかを知ることができます。例えば2mの浸水が見込まれるというデータが出ていれば、最悪の場合、その高さまで水が入ってくる可能性があるので、カルテをそれよりも高い位置に保管しておけばリスクは下がります。普段から高い位置にある

---

*1 防火管理者とは、防火管理業務の推進責任者として、防火管理に関する知識を持ち、強い責任感と実行力を兼ね備えた管理的または監督的な地位にある人物であることが求められる。防火管理者の主な責務としては、「『防火管理に係る消防計画』の作成・届け出を行うこと」「消火や通報および避難の訓練を実施すること」などがある[1]。
*2 トラッキング現象とは、コンセントに差したプラグの差し刃間についたほこりが、湿気を帯び小さなスパークを繰り返し、差し刃間に電気回路が形成され出火する現象のこと[2]。

と通常の業務に支障を来してしまうかもしれませんが、浸水は地震のように急に発生するわけではありませんので、ある程度予測できた段階で高い位置に移動する体制にしておく、という対応でもよいと思います。あとは治療院の入り口に止水板と呼ばれる、入り口から水が入らないような装置を設置するなどの対策を取ることになると思います。

地震は発生した際の「落下物」「転倒物」「移動物」という3つを考慮に入れて、患者さんやスタッフがケガをしないような対応が必要です。院内を見渡して、例えばロッカーの上に物があり近くにベッドがあった場合、地震が起きたら患者さんの上に落ちてしまうかもしれません。ほかにも、揺れによって転倒、移動してしまう危険性のあるものがないか、院内環境をチェックしてみてください。

防災で治療院の価値を高める

弊社では防災に関する備品の制作はしていませんが、お客様のご要望に応じて備品を選び、提案しています。例えば治療院に患者さんがいるときに大きな地震が発生したとして、安全のために交通機関が復旧するまで待機してもらう場合を想定します。まず一番の問題はトイレです。水が出なくなってしまったとき、ビニール袋に専用の固形剤を入れて用を足す方法があります。トイレは我慢することができませんので、この固形剤は複数用意しておく必要があります。また、食事は多少我慢できるとしても、水は必要です。治療院によってはウォーターサーバーを用意しているかと思いますが、ある程度備蓄しておく必要があると思います。ほかにも、季節が冬なら治療院のなかの暖房が切れる可能性も考慮し、毛布を何枚か用意しておくことなどが

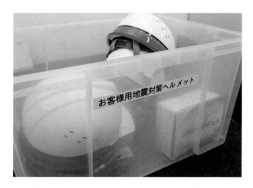

▲ （株）ニチボウの打ち合わせスペースに備えられたヘルメットとマスク。来客にも見える場所に置かれ、いざというときすぐ手に取ることができる

考えられます。

災害に対する備えを用意することは、患者さんの安全を守ろうとする行動であり、信頼につながる要素になると思います。例えば弊社も、お客様と打ち合わせをするスペースに「お客様用地震対策ヘルメット」を置いています（**写真**）。治療院でも患者さんの見えるところにヘルメットなどを置くことで、患者さんに安心感を与え、治療院の価値を高めることもできるのではないでしょうか。

ヘルメットは相場も1,500円ほどで高価なものではありません。予備として複数個用意があってもよいと思います。そして地震が起こったときにはすぐに被っていただく。もし地震が起きたあと、患者さんがすぐに家に帰らないといけない事情があるなら、外には落下物の危険もありますので、そのまま着用して帰宅してもらうのがよいでしょう。そのとき、可能なら予備の水を一緒にお渡しできると患者さんも非常に助かると思います。

［参考文献］
1) 東京消防庁. 管理権原者と防火管理者.https://www.tfd.metro.tokyo.lg.jp/lfe/office_adv/jissen/p03.html
2) 東京消防庁. 6、コンセントの掃除を心掛けましょう. https://www.tfd.metro.tokyo.lg.jp/lfe/topics/201210/10_kokoroe/chapter06.html

ポイント

もし治療中に
地震が起こったら

　いつ起こるか分からない地震。それがもし治療中に起きたとき、術者はどう動き、置鍼や灸をしている患者にはどう声をかけたらよいのか。今回、公益社団法人日本鍼灸師会（以下、日鍼会）が作成した資料から、治療中に地震が起きた際に術者がとるべき行動例を紹介する。

① 患者への声かけ

　発災後、術者はまず自分自身を落ち着かせてから、患者に「私が一緒にいますから安心してください」「鍼が刺さったままなので動かないでください」といった声かけをする。
　また、一人で複数の患者に施術をしていた場合は、ほかの患者へも声かけをし、落ち着きを促す。

② 抜鍼・灸を取り除く

　声かけと同時に、可能な限りただちに抜鍼して安全を確保する。
　揺れによって灸頭鍼の艾球や燃焼している灸が患者の体表面へ落下した場合、消毒綿花などで燃焼中の艾球をすばやく取り除く。そのため、事前に水で濡らした綿花などを用意しておくとよい。
　患者の体表部から取り除いたのち、熱傷の状態を速やかに観察すると同時に、燃焼中の艾球が周辺に散乱していないかも確認する。

③ 避難誘導

　発災後は周囲の状況を注意深く確認し、被災状況により予め想定しておいた避難誘導を行う。屋内待機の場合はいつでも避難可能な体制で情報収集に努める。屋外避難の場合は、術者が出入り口を開けて避難口を確保する。患者には脱衣カゴやタオルケット類で頭を覆うように指示してから誘導する。
　なお、避難の際に患者の所持品などを持参させると避難が遅れる可能性があるため、状況を考慮して臨機応変に対応する。

> 　有事の際に適切な行動を行うためには、日頃からの訓練が重要である。日鍼会が全日本鍼灸マッサージ師会と合同で立ち上げた「災害支援鍼灸マッサージ師合同委員会（Disaster Support Acupuncture Masseur joint committee：DSAM）」が主催する講習会では、発災時の対応などを学ぶことができる。　詳しくはp.28

▶COLUMN

拝見！
治療院でできる
防災の工夫

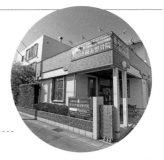

↑小峰医心堂 ゆりのき鍼灸整
骨院の外観

≫ 小峰医心堂 ゆりのき鍼灸整骨院（院長・小峰拓也氏）

〒344-0011　埼玉県春日部市藤塚2881
TEL：048-733-2487

　治療院ではどのような防災が行われているかを知るべく、小峰拓也氏が院長を務める「小峰医心堂 ゆりのき鍼灸整骨院」を取材。小峰氏は1995年に発生した阪神・淡路大震災の際、当時住んでいた京都府の自宅近くにある河川が氾濫し、庭が崩れていくさまを目の当たりにした経験を持つという。そのためか、小峰氏は非常に積極的に防災に取り組んでいる。

　同院は東武野田線藤の牛島駅から徒歩約10分に位置している。歩道から一歩敷地内に足を踏み入れると、まず地面が少し高くなっていることに気がついた。小峰氏によると「河川が氾濫した際に院内への浸水を防ぐため、治療院を建てる前に地面を高くしてもらいました」とのこと。もちろん患者の負担にならないよう、道路からはなだらかな斜面になっている。

　院内の床も、靴脱ぎからさらに13cmほど高くなっている。これも浸水対策ではあるが、ただ高くするのではなく、車いすを使用している患者や足の不自由な患者でも登れるように設定。また、靴脱ぎの脇には椅子、靴箱には手すりを備えつけるなどバリアフリーにも配慮している。

　入り口から防災への取り組みが多々見て取れるが、院内設備だけではなく、同院に勤務するスタッフ全員が行っている努力もある。その一つが「普通救命講習」の受講である。これは消防機関が実施しており、心肺蘇生法や止血法を学ぶことができる。急性期の患者に対し、鍼灸マッサージ師としてできることがなくとも、医療に携わる者としてできることをしたい、という思いが現れている。

　同院が実践する具体的な防災については次ページで紹介する。

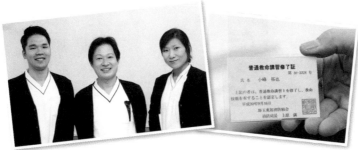

中央が院長の小峰拓也氏、左は小嶋樹氏、
右が小峰氏の妻の幸恵氏

普通救命講習の修了
証。同院のスタッフは
必ず受講している

小峰医心堂 ゆりのき鍼灸整骨院の間取りイメージ

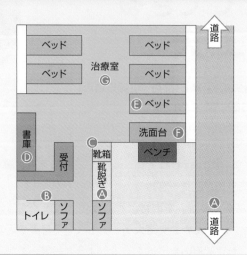

Ⓐ 浸水対策

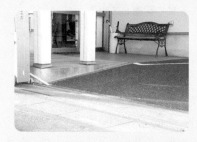
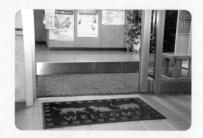

▲洪水で近隣の河川が氾濫したときに浸水しないよう、敷地内の地面を高くし、さらに院内も高くしている。ただ、患者への負担にならないよう、外はなだらかな斜面に、靴脱ぎには椅子を設置するなどの配慮も同時に行っている

Ⓑ 春日部市の災害ハザードマップ

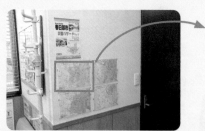
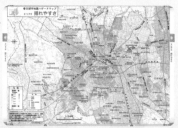

▲地震の震度をもとに想定した「揺れやすさ」「液状化危険度」。また、利根川や江戸川で洪水が発生した場合に予想される浸水区域や浸水深を示している。冊子版が無料で配布されているほか、春日部市のWebサイトからも取得が可能

Ⓒ 靴箱

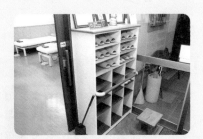

▲手すりのついた靴箱。地震が起きたときに倒れて入り口をふさいでしまわないよう、壁に完全に固定してある

Ⓓ 書庫

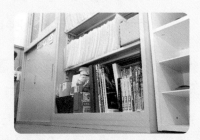

▲ハザードマップによると、洪水時には地上から1mの高さまで浸水する可能性があるため、カルテなど重要な書類は書庫の2段目以上（地上から1m以上の高さ）で保管している。電子カルテは1週間ごとにデータのバックアップを取っている

Ⓔ 電動ベッドと懐中電灯

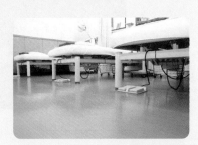
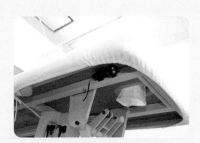

▲発災時にすぐベッド下へ避難できるよう、ベッド下には荷物を置かないことを徹底している。さらに、各ベッドには懐中電灯がマジックテープで備えつけてある

Ⓕ 給湯器

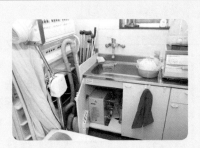

▲ガス漏れから引火する危険を考慮し、同院は最初からガスを引いておらず、手洗い場では電気給湯器を使用している

Ⓖ 院内

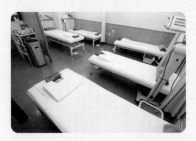

▲院内の床は引火しにくい材質のものを選んでいる。営業時間後にはすべてのベッドの高さを上げておき、翌日朝に小峰氏自ら掃除を行っている

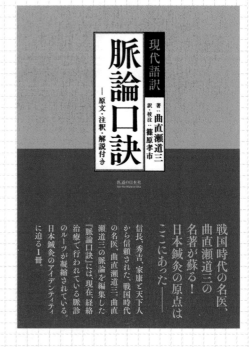
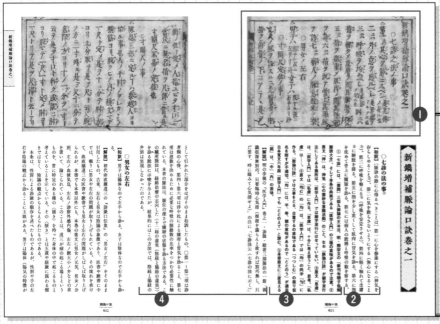

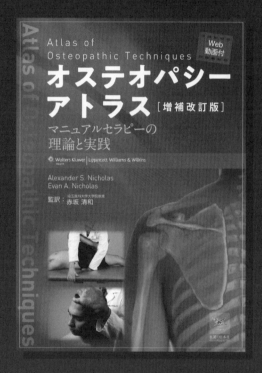

DSAM委員による鍼灸マッサージ師の災害支援活動報告

災害支援への業界としての取り組み

profile: **仲嶋隆史（DSAM副委員長）**
なかじまたかし

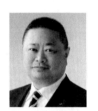

（公社）全日本鍼灸マッサージ師会業務執行理事、スポーツ災害対策委員会委員長。JIMTEF災害医療委員会ファシリテーター。DSAM副委員長。（公社）福岡県鍼灸マッサージ師会副会長、（一社）福岡市鍼灸師会会長。

profile: **堀口正剛（DSAM前委員長）**
ほりぐちせいごう

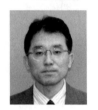

（公社）日本鍼灸師会業務執行理事（会員相互扶助事業）、IT委員会委員長。JIMTEF災害医療委員会ファシリテーター。DSAM顧問。（公社）大阪府鍼灸師会副会長。（一社）鍼灸保険協会大阪事務局次長。

1. 大規模災害を契機に 医療全体が動き始める

　昨今、国内では地震をはじめ大雨、台風など大きな災害が毎年発生し、甚大な被害をもたらしている。そのたびに多くの住民が被災し、行政が中心となり災害復興に取り組んでいる。

　1995年の阪神・淡路大震災の教訓で国内の災害医療の体制が見直され、2011年の東日本大震災では災害派遣医療チーム（Disaster Medical Assistance Team: DMAT[※1]）が活躍。活動のなかで見えた課題部分を整理し、2016年の熊本地震やその後の災害ではさらにバージョンアップした活動が行われるなど、災害医療はかなり高度なものとなった。

　鍼灸マッサージ業界における災害支援に目を向けると、阪神・淡路大震災、東日本大震災では鍼灸師、マッサージ師の被災者に対するケアボランティアは大変有益な活動であったことは周知の事実である。しかし、個人や各団体が連携を欠いた活動を行い、主だった報告もなく評価もされていない点は、残念な

※1 「DMAT」とは
　「災害急性期に活動できる機動性を持ったトレーニングを受けた医療チーム」と定義されており、災害派遣医療チームDisaster Medical Assistance Teamの頭文字をとって略して「DMAT」と呼ばれている。医師、看護師、業務調整員（医師・看護師以外の医療職および事務職員）で構成され、大規模災害や多傷病者が発生した事故などの現場に、急性期（おおむね48時間以内）から活動できる、専門的な訓練を受けた医療チームである[1]。

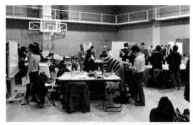

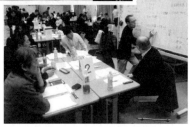

図1 JIMTEF が開催した災害研修の様子（写真提供：仲嶋隆史氏）

結果となった。公益社団法人である日本鍼灸師会、全日本鍼灸マッサージ師会、日本あん摩マッサージ指圧師会は、阪神・淡路大震災や東日本大震災当時、災害に対応する知識や経験がなく、統括する部署どころか組織も形成されていない状態であった。そのため、被災地でトラブルを起こした例も聞き及んでいる。一方で組織として動いた災害プロジェクトチームやAMDAに関しては、広報・報告などがきちんとなされており、国内外において災害時の鍼灸、マッサージの有用性を証明する論文が発表された。

東日本大震災後、国際医療技術財団（JIMTEF）は災害医療研修（ベーシックコース、アドバンスコース）を企画し、多職種の医療団体を集めて災害研修が実施された（図1）。その協力団体に日本鍼灸師会、全日本鍼灸マッサージ師会が入ったことで、毎年両師会から災害研修を受講し多職種連携の取れる鍼灸師、マッサージ師が多数育成されている。2019年度では日本鍼灸師会会員から約200人、全日本鍼灸マッサージ師会会員から約140人の計約340人が受講。災害医療研修の受講者

数全体の約20％を鍼灸マッサージ師が占めていることから、災害支援に対し鍼灸マッサージ師が高い関心を持っているといえる。

災害支援という一つの目的で研修を積んでいるなかで、DMATをはじめほかの医療職から「鍼灸マッサージ師が2つの団体に分かれていることに違和感、不便さを感じる」という指摘がある。また、熊本地震の被災地で両師会が合同チームを結成し災害支援活動を行っていたこともあり、2017年12月に日本鍼灸師会危機管理委員会、全日本鍼灸マッサージ師災害対策委員会が一つとなり、「災害支援鍼灸マッサージ師合同委員会（Disaster Support Acupuncture Masseur joint committee: DSAM）」を立ち上げ、公式名称とした。DSAM災害支援鍼灸マッサージ育成講習会を年1回開催し、災害支援鍼灸マッサージのリーダーシップが取れる人材の育成、AMDA主催の南海トラフプラットフォーム合同会議などに参加して研鑽を重ねている。

同時に小野直哉氏（未来工学研究所）が発起人となり、災害支援鍼灸、マッサージに携わっている団体（日本鍼灸師会、全日本鍼灸マッサージ師会、鍼灸地域支援ネット、はり灸レンジャー、災害鍼灸マッサージプロジェクト、東京路上鍼灸チーム〈TRUST〉、AMDA）を集め「日本災害鍼灸マッサージ連絡協議会：JLCDAM」を結成。災害が起こった際各団体が連携できるようにした。

このことから今回、災害支援において、平時から鍼灸マッサージ師にできること、求められていることを述べてみたいと思う。

2. 災害支援において鍼灸マッサージに必要な2つのこと

災害支援における鍼灸マッサージの有用性

は、治療効果があることはもちろん、被災者の話を丁寧に聞いて（傾聴）から、東洋医学的な診察や徒手検査などを実施し治療に至るという、いわばケアからキュアまで幅広く対応できること、かつ触れること自体が体表医学であること（明治国際医療大学・矢野忠学長「触れることは、それは会話であると同時に自然治癒力を賦活する」）にある。また、多くの医療器材を必要とせず、安価で安全でかつライフラインが乏しいなかでも、施術を提供できるという特徴もある。さらに、被災者のみならず支援者の支援ができる、などといった点で大いにメリットがある。慢性期となる仮設住宅フェーズでは、閉じこもり対策などのサロン活動やお灸教室などのセルフケア指導にも取り組むことが可能で、発災直後から仮設フェーズの終了まで長期間に渡る活動が行える職種である。

　ちなみに、日本災害医学会前代表理事の小井土雄一氏は2015年開催の第11回公益社団法人日本鍼灸師会全国大会in神奈川の日鍼会講座①の場で「災害時に鍼灸師に期待すること」と題して、以下のように述べている。

　「鍼灸師が被災地で活動をする目的は、鍼灸師としての専門性を活かし、被災住民の健康保持に寄与することが第一義である。東日本大震災（3.11）をはじめこれまでの災害に関して、鍼灸師の活動報告からは、主として避難所での活動が多く、また被災住民の満足度も高い。鍼灸師が被災地で専門性を活かして活躍できるためには、1）被災者が鍼灸について理解していること、2）一般の医療関係者や行政官が鍼灸について理解していること、の2点が必要である。前者について、国民の鍼灸の受療率は、おおむね10％未満である。避難所で鍼灸師が施術のスペースを展開した場合、鍼灸を受療したことのある住民であれば、施術を求めてやってくるが、平時に受療したこ

とがなければ、その可能性は低い。一方、後者についても残念ながら多くの医療関係者が鍼灸を理解しているとはいい難い」

　「同様に鍼灸師の専門性が活かされないという状況においては、住民の健康を守るために、鍼灸以外のことも積極的にかかわるべきである。3.11の際に福島県鍼灸師会が行ったビッグパレットふくしまでの活動は、鍼灸師としての専門性を出しつつも、避難所運営などにも協力し、バランスよく支援ができた一例である。一般的な救援活動を行って、まずは被災住民との信頼関係を構築し、その後、鍼灸の専門性を活かした活動することで、より鍼灸への理解を得ることができると考える」

　今後の災害鍼灸の課題として、一つは被災時に鍼灸が役に立つデータを蓄積し、災害派遣時の医療職として認められることを目指していくこと。もう一つは、我々は専門職として災害支援に関する研鑽を積み、組織的な活動を展開することが挙げられるが、専門職としての思い入れが強すぎると失敗することもあるので、場合により一般人として専門職以外の貢献をすることも視野に入れておくべきである。また、平時より鍼灸マッサージの普及啓発に努め、ほかの医療職と連携しておくことが肝要である。南海トラフ地震では広範

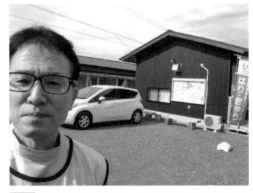

図2　2019年5月5日、愛媛県西予市野村町の野村総合運動公園に設営された仮設住宅の前で（写真提供：堀口正剛氏）

囲に甚大な被害を及ぼすと想定されており[2]、個人としては、サバイバルの手法を身につけ、複数の被害想定に基づいた避難準備も必要である。

実のところ、鍼灸師のITリテラシーは高いといえない。発災時のSNS活用など、安否確認や情報収集・発信にも多くの課題が山積されている現状で、モバイル通信ネットワークが5G通信という、さらに多くの情報が今よりも迅速に行き来することになる時代を迎えるにあたり、一気に解決するべく、業団としても取り組んでいるところである。

それらの課題をクリアしつつ、今後も多職種が連携したチーム医療の一員として、かつ専門職としての特色も発揮可能な支援者として、災害時に活躍できる体制を整えるよう努める。そして次の災害でもこれまでの取り組みを活かし、多くの被災者と向き合えるようにしていきたい。

【参考文献】
1）厚生労働省DMAT事務局. DMATとは. http://www.dmat.jp/dmat/dmat.html.
2）国土交通省 気象庁. 南海トラフ地震について. https://www.data.jma.go.jp/svd/eqev/data/nteq/index.html.

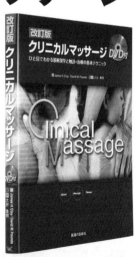

レポート
02

DSAM委員による鍼灸マッサージ師の災害支援活動報告

DSAM災害支援鍼灸マッサージ師合同育成講習会について

profile: 古田高征（DSAM委員）
ふる た たかゆき

1964年生まれ。1993年、中和鍼灸専門学校（現・中和医療専門学校）卒業。1995年、明治東洋医学院専門学校教員養成学科卒業。同校の教員を経て、2004年から履正社学園コミュニティ・スポーツ専門学校（現・履正社医療スポーツ専門学校）教員。主に生理学を担当し、1998年から国家試験対策の指導にも携わる。

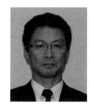

　DSAMではこれまで、「災害支援鍼灸マッサージ師合同育成講習会」を2回開催している。講習会では業団の垣根を取り払い、災害支援という同じ志のもと、災害支援のエキスパートとして「現場で指揮ができる鍼灸師・マッサージ師の育成」を目的に開催されている。今回は、過去に行われた講演の内容について紹介する。

1. 第1回（2018年12月9日　横浜市技能文化会館）

01 「業界の危機管理体制構築経緯と災害支援の現状と実際」

講師：堀口正剛氏、仲嶋隆史氏

　平時の準備として、各県師会ごとに危機管理委員会または災害対策委員会を設置。災害支援マニュアルを作成し体制を整え、発災時の連携や活動の円滑化のためにも、ぜひ都道府県への災害協定を締結に向けて申し出ていただき、協議を進めていただきたい。

　また、発災時の活動から支援者の心得をまとめると、鍼灸・マッサージ業の専門職としての使命感が持ちすぎるとかえって活動の支障となることもある。専門職としての力が発揮できるのは稀であると思っていただき、「被災者ファースト」を考えてほしい。また、鍼灸マッサージ施術を行う際の留意点として、刺激過多は絶対に禁忌であり、軽刺激とするよう留意してほしい。

02 データ管理の必要性

講師：吉野亮子氏（日本鍼灸師会）

鍼灸マッサージ師は、普段において他職種との連携を持つ機会が少ないためか、行政・医療・福祉の関係者からの認知度が低く、修得技能への理解が得られにくい状況がある。

他職種と連携を深めるのは、日常的な健康支援においても活動内容や利用状況を可視化することが必要で、利用者の特性やニーズの把握につながり、チーム内の情報共有や他職種への連絡連携もスムーズになると思われる。

03 災害時のメンタルヘルスの実際

講師：河嶌譲氏（国立病院機構災害医療センター DMAT事務局）

災害時は、被災者も支援者も日常生活とは異なる大きなストレスを経験する。災害時におけるメンタルヘルスにかかわる最低基準として「スフィア・プロジェクト」（図3）がある。災害による心理的反応や問題を理解することから被災者をより理解でき、支援関係者間で共有できるとスムーズで充実した支援となる。

さらに心理的応急措置（サイコロジカル・ファーストエイド:PFA）（図4）はすべての支援者に知って実践してほしい「相手を傷つけないためのかかわり方」であり、深刻そうなケースは精神医療の

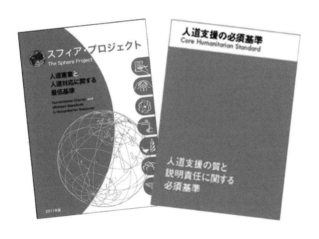

図3 「スフィア・プロジェクト」ハンドブック

「スフィア・プロジェクト」ハンドブック。スフィア・プロジェクトは、NGOのグループと赤十字・赤新月社運動によって、人道援助の主要分野全般に関する最低基準を定める目的で1997年に開始。本著はその成果物として、人道憲章、権利保護の原則、支援時のコア基準、4分野の技術的基準が取りまとめられている

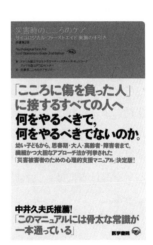

図4 「サイコロジカル・ファーストエイド」実施の手引き

「サイコロジカル・ファーストエイド」実施の手引き。本著は災害、大事故などの直後に提供できる心理的支援のマニュアルである。災害精神保健に関するさまざまな領域の専門家の知識と経験、また多くの被災者・被害者の声を集めて開発された

専門家の災害派遣精神医療チーム（DPAT）につないでいただきたい。災害による非日常的体験は、支援者にも精神的影響を与え、セルフケアや組織的な対応も必要である。

04　災害医療対策の歴史と他職種連携の必要性

講師：小井戸雄一氏（日本災害学会前代表理事、国立病院機構災害医療センター DMAT 事務局）

　災害医療は、1995年の阪神・淡路大震災をきっかけに、災害拠点病院の整備、DMATの創設、広域医療搬送計画の立案、広域医療災害救急情報システム（EMIS）などの整備が行われてきた。その結果、2011年の東日本大震災では、阪神・淡路大震災に比べ災害関連死は大変少ないものとなった。その一方で、発災数日後の慢性疾患の増悪、深部静脈血栓症、生活不活発病などが新たな課題として見られた。課題への対応には他職種の連携が重要とのことから、国際医療技術財団（JM-TEF）災害医療研修も開始した。

　そして、2016（平成28）年4月発災の熊本地震では、避難所などにて他職種連携による活動が実践され、災害関連死の抑制に貢献できたと思われた。鍼灸マッサージ師においても避難所生活や車中泊による体調変化、生活不活発病、不眠、心のケアにおける対応が期待されている。

2. 第2回（2019年7月21日　大阪ハイテクノロジー専門学校）

01　避難所アセスメント演習

講師：花木芳洋氏（名古屋第一赤十字病院救命救急センター長）ほか

　すべてが非日常の状況となる発災時ではあるが、人として尊厳のある状況で生活ができなければ、避難生活による疾病となり、健康維持は難しくなる。避難所の運営は、予行演習なしで迎えると行き当たりばったりとなり、さらに劣悪な状況となることが想像できる。しかし、状況を評価して改善を検討できれば、より多くの被災者の尊厳が守られ、健康を保つことが可能と考える。物資や人員の不足を避けるには、災害時に起こると想定されることを事前に検討し、関係者で共有することが要である。

02　災害弱者への対応

①鍼灸マッサージ師にできること

講師：矢津田善仁氏（日本鍼灸師会危機管理委員会）

　災害弱者とは、「発災後、避難所などにおいて何らかの支援が必要な人」であるが、健常であっても非日常環境では、容易に健康を損なう可能性がある災害弱者予備軍もある。災害時に注意すべ

き疾患の多くは、鍼灸マッサージの対象となると思われる。しかし、症状のある被災者を見たら、原因や危険因子を考えた施術などを当然行うが、医師や保健師に申し送り、被災者本人には検査を促すことも必要である。

②助産師の立場から

講師：山田真由美氏（DOURA助産鍼灸院）

助産師の仕事は、妊産婦の安全安心で快適な出産の実現のために寄り添うことであり、生涯にわたる女性の健康を考える医療専門職である。具体的に『妊産婦に関係する災害・緊急対応マニュアル』の検討を進めるなかから、「赤ちゃんとママを守る防災ノート」や「妊婦さん用チェックリスト」が作成されている。また、平時の訓練として「子供と一緒の防災セミナー・避難所体験」を実施してきた。

表1　災害時に注意すべき疾患

①呼吸器感染症（肺炎）
②インフルエンザ
③急性下痢症、食中毒
④深部静脈血栓（肺血栓閉塞症、静脈血栓閉塞症）
⑤生活不活発症（フレイル）
⑥心理的抑うつなど心の問題

03　行政と防災協定

①大阪府の事例

講師：堀口正剛氏

2014（平成26）年に大阪府へ防災協定締結を打診するが、「まずは一般の災害ボランティア団体として登録し、関連研修会に参加するように」と指示を受けた。以降、毎年行われる大阪府鍼灸師会学術講習会に災害対策講座を組み込み、またDMATから講師を派遣してもらえるよう依頼。親交を深めつつ、大阪府主催の災害ボランティア関連研修会にも参加するなどして、府の災害担当者と顔の見える関係となった。

その結果、2017（平成29）年7月に実施された国の防災訓練には、準備会議より召集され、議事進行役のDMATメンバーより積極的には発言を求められるに至った。その後、2018（平成30）年8月には、大阪府鍼灸師マッサージ会と連携して、大阪府との防災協定を締結することができた。

②岡山県の事例

講師：国安俊成氏、内田輝和氏（岡山県鍼灸師会災害対策本部本部長）

　岡山県では2015（平成27）年の第1回おかやまマラソン大会からケアステーションを開設できるよう同県と打ち合わせを行っており、その縁から県内の緊急災害の支援活動を行いたい旨を伝えていた。2018（平成30）年の西日本豪雨発災後は岡山県と岡山県鍼灸師会とで災害時の対応の協議を行い、「岡山県災害時公衆衛生活動要綱」をもとに、同年7月に協定を締結することができた。

04　西日本豪雨災害（2018年6月28日〜7月8日）

①岡山県での活動状況

講師：松浦浩市氏（全日本鍼灸マッサージ師会災害対策委員）

a. 初動
・7月7日、西日本豪雨発災（倉敷、真備にて河川決壊）。
・7月8日、倉敷市の災害対策本部を訪ね避難所の状況を確認。また、総社市の社会福祉協議会に設置されたボランティアセンターにて状況確認、避難所に支援活動を申し出た。
b. 避難所
・期間：2018年7月11日〜8月8日まで。
・7月11日、同県庁に救援参加届を提出し、災害支援活動要請を受ける（倉敷・真備に限定）（8月8日まで活動）。
c. 活動の振り返り
・同県への事前報告事項が多く、実働部隊と事務部隊の役割分担ができ、報告・手続きが円滑に進んだ。
・同県内の医療関連団体と協調し、医師、保健師の情報とともに活動できた。平時に顔の見える取り組みの必要性を感じた。

②愛媛県での活動状況

講師：堀口正剛氏

a. 初動
・7月15日、県対策本部にて活動支援の団体申し込みを行い、同県医療対策課の下で活動を始める。
・7月16日、大洲市社会福祉協議会本所、西予市社会福祉協議会本所、野村小学校、吉田公民館の避難所において、鍼灸マッサージによる健康支援活動およびコーディネート活動を開始する。
b. 避難所
・期間：2018年7月18日〜10月31日まで。
・活動場所：大洲市（東社会福祉協議会・福祉センター、西予市立野村小学校）、宇和島市（吉田

公民館、深浦公民館、白浦集会所、畔屋三ツ尾集会所、白井谷集会所）。

・のべ施術者：132人、のべ利用者：517人。

c. 仮設

・期間：2018年12月22日～2019年9月末。

・活動場所：西予市　野村仮設住宅・明間仮設住宅。

・のべ施術者：54人、のべ利用者：約230人。

d. 活動の振返り

・協定のない県での活動としては、大変スムーズに行動できた。

・受援体制として、備品管理やコーディネート業務で、地元のマンパワーが必要であった。

・業団対策本部に求められる設置能力として、活動リーダーの育成、対応窓口の一本化した支援体制などが挙げられた。

③被災現場からつなぐもの（サロン活動を通じて）

講師：朝日山一男氏、榎本恭子氏（全日本鍼灸マッサージ師会　災害スポーツ事業委員会）

鍼灸マッサージ施術などで被災地での活動は当然有意義なことであるが、これまで「サロン活動」が被災者同士の顔の見える関係の場づくりとなり、地域のコミュニティ構築への手助けとなるとの印象を受けた。また、日常の地域活動の関係が発災後の活動につながると感じられ、活動を行うことの重要性を感じた。

今回は「寺子屋」形式で実施し（表2）、健康講和、体操、レクリエーション、ボッチャなどを行った。これらの内容は、地域包括ケアセンターにとっても理解が得られやすく、連携や協力も受けやすいものであった。

表2　「寺子屋」の展開と重要性

・対象は地域住民なら誰でも参加可能
・介護予防活動を発展させた内容を実施
　（東洋医学なども交えた健康講和、体操、レクリエーション、スポーツ活動（ボッチャ）
・地域包括ケアセンターにとっても理解が得られやすく、連携や協力も受けやすい。
・日常生活においても被災後のコミュニティ作りに役立つと思われる。

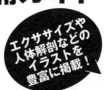 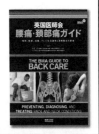

レポート
03
DSAM委員による鍼灸マッサージ師の災害支援活動報告

災害支援時の鍼灸師の活動について

profile: **国安俊成（DSAM委員）**
（くにやすとしなり）

（公社）日本鍼灸師会理事　DSAM委員、（公社）岡山県鍼灸師会副会長。（公社）全日本鍼灸学会、（公社）日本心理学会、日本災害医学会。

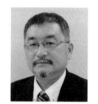

　災害支援活動の大切な概念の一つに多職種協働がある。災害支援を鍼灸師が単独で行うのではなく、ほかの業種の方々と協働（本稿ではあえてこの字を用いる）するものである。

　2018年の西日本豪雨災害の際、（公社）岡山県鍼灸師会（以下、県師会）は岡山県とAMDA、それぞれと公衆衛生活動の協力協定ならびに南海トラフ沖地震に際しての協力協定を結んでおり、協働することができた。同じ多職種協働でもその内容は異なる。それぞれの団体との協働について紹介する。

　岡山県は発災当時、県下の22団体と協力協定を結んでいた（表3）。これはDMAT、JMATなどの活動とは別に、岡山県の指示のもとで災害支援活動（公衆衛生活動）に参加するというものである。県師会は岡山県からの要請で、倉敷市の災害支援活動に派遣された。参加開始から2日間は保健師の方とともに被災地のアセスメントをしてニーズを探り、その後、県師会単独で支援活動を始めた。県の災害支援の中核を担うのは県と各市の保健師である。倉敷地域災害保健復興連絡会議（KuraDRO）（図5）で朝夕に2度合同ミーティングを開催。朝は各団体のその日の予定や情報の共有を、夕方には活動報告などを行った。

　岡山県の被災は被害の大きかった倉敷市真備地区がクローズアップされたが、そのほか岡山市、総社市、高梁市なども被害を受けていた。県師会は総社市からも要請を受け支援にあたり、岡山市の支援については岡山市鍼灸マッサージ師会が対応した。

　なお、県師会では発災時に会員の安否確認を行った。残念ながら浸水被害にあった会員が複数おり、理事の有志の先生方が片付けに向かった。

　AMDAは避難所に鍼灸専門のブースを開設し、そこを中心に支援活動を行った。AMDAは災害支援時の鍼灸師の活動を大変評価している。また、災害支援活動だけでなく海外での鍼灸の普及活動、鍼灸師の養成活動なども行っている。2019年は全日本鍼灸マッサージ師会、日本鍼灸師会とそれぞれ協力協定を結び、DSAMとの協働も可能となった。今後の活動に注目したい。また、将来は海外の災

害支援に鍼灸師が参加するようになる可能性も考えられる。

　岡山県での災害支援活動のなかで最も苦労したのは、毎日のマンパワーの確保であった。県師会より、岡山県とAMDAの双方に人を派遣するため、毎日一定の人数が必要となった。岡山県の活動には（一社）岡山県鍼灸マッサージ師会の先生方の力を借り、AMDAの活動は朝日医療大学校の先生方と協働であったた。

　当時の活動で残念であったのはDMAT、JMATなどとの協働が果たせなかったことである。JIM-TEFの先生方の紹介で岡山県のDMATの災害本部を何度か訪ねたが、鍼灸師の災害支援活動についてご理解いただくことが難しく、また我々もDMATの活動に対する認識が不足していた。これに関しては、大いに反省すべきところで、日本災害医学会などに参加し、相互理解を深める努力をしている。

　以上のように、災害時の多職種協働にもいろいろなかかわり方があると考える。その基本となるのが災害現場のルールやマナーの理解である。そのため、災害支援現場に参加する先生方にはDSAMの行う災害鍼灸師認定講座を受講していただきたい。また、各県のリーダーになる先生方は、ぜひJIMTEFの講習を受講いただけると幸いである。グループワーク中心の講習は、災害現場での協働を疑似体験できる機会である。AMDAの講習会は鍼灸師の災害支援活動の意義を再確認し、また海外で鍼灸師としての活動を考えている方にお勧めである。そのうえで、積極的な災害支援活動の参加を切に願う。

表3　岡山県で公衆衛生活動への協力協定を締結している職能団体

岡山県医師会	岡山県障害福祉施設等協議会
岡山県栄養士会	岡山県助産師会
岡山県介護支援専門員協会	岡山県鍼灸師会
岡山県介護福祉士会	岡山県診療放射線技師会
岡山県看護協会	岡山県精神科医会
岡山県作業療法士会	岡山県精神保健福祉士協会
岡山県歯科医師会	岡山県薬剤師会
岡山県歯科衛生士会	岡山県理学療法士会
岡山県社会福祉士会	岡山県臨床心理士会
岡山県獣医師会	おかやま在宅保健師等の会「ももの会」
岡山県柔道整復師会	日本健康運動指導会岡山県支部

計22団体　※五十音順（平成30年7月5日現在）

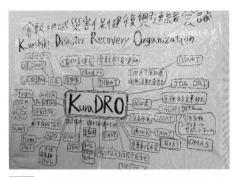

図5　倉敷地域災害保健復興連絡会議における関係図（写真提供：国安俊成氏）

＼ 2020年3月号とあわせて読みたい！ ／
編集部おすすめバックナンバー

https://www.idononippon.com/magazine/backnumber/

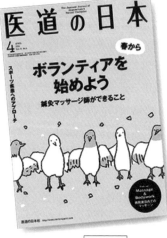

check!

▌避難所でも活躍する鍼灸マッサージ

治療院の外に出て、鍼灸マッサージを手段としてボランティアに携わってみると、広く一般の役に立てることを実感する─。ボランティアを体験した治療家からそんな声を聞くことは実に多い。気持ちも新たになるこの春の季節に、ボランティア活動をスタートさせてみたいと考えている人もいるはず。ボランティアにスポットライトをあてた号。

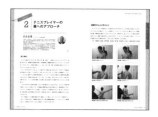

【巻頭企画】春からボランティアを始めよう
- 避難所のストレスフルな状況下で求められた鍼灸治療／今井賢治
- 2014年も実施！　東京マラソンで継続するボランティア活動／岩元健朗
- ケニアでの無料医療活動に参加／児山俊浩
- 京都マラソン2014でランナーにマッサージと鍼／北田義博
- スタイリッシュな「ツアーカー」で鍼！／中野健康医療専門学校

【特集】スポーツ鍼灸へのアプローチ
- サッカー選手におけるグローインペイン症候群へのアプローチ（腰痛編）
- テニスプレイヤーの肩へのアプローチ
- 陸上競技に多い疾患に対する鍼灸マッサージ
- 柔道でよくみられる足関節内反捻挫への柔道整復治療

▌鍼灸の強みを多角的に！　災害支援の切り口からも

本企画では、臨床の現場で鍼灸師と連携している、医師や助産師、理学療法士、研究者、アスレティックトレーナー、薬剤師といった業界外の医療関係者に、「あなたはなぜ鍼灸師と連携するのか」を問うた。また、海外の最近の論文を踏まえて、現在の鍼のエビデンスを提示する。業界の内と外の声を聞き、今、改めて鍼灸の強みを考えたい。「災害支援での鍼灸のあり方について」も。

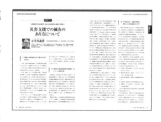

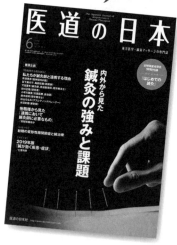

check!

【巻頭企画】他職種から見た鍼灸
- 私たちが鍼灸師と連携する理由
- 脳神経外科医と鍼灸師の連携による腰痛治療／井須豊彦
- ともに母子をサポートする立場として任せたいことがある／宮下美代子・亀田佳重
- エンドオブライフ・ケアと鍼灸／穴田夏希
- 歯科臨床、研究を通して実感する東洋医学の有用性／砂川正隆
- 災害支援での鍼灸のあり方について／小早川義貴
- 世界の理学療法士は鍼灸のすばらしさを知っている／鈴木俊明
- 同じトレーナーとして予防と治療で住み分け協力できる／杉山ちなみ
- オンラインで鍼灸と漢方をつなぐ新しい取り組み／水沼未雅

特集

Acupuncture and Moxibustion for Allergic Rhinitis

アレルギー性鼻炎への
鍼灸治療

01：アレルギー性鼻炎の鍼治療
　　仲西宏元（森ノ宮医療大学大学院保健医療学研究科）

02：花粉症に対する奇経八脈を用いた治療
　　〜弁証に基づいた陽維脈と陰維脈の用い方〜
　　高野耕造（グリーンリーフ治療院、東京医療専門学校教員養成科非常勤講師）

03：整動鍼における整流を利用した花粉症治療
　　栗原誠（株式会社活法ラボ、はりきゅうルーム カポス、養気院、一般社団法人整動協会）
　　佐藤廉（はりきゅうルーム カポス）

04：好酸球性副鼻腔炎に対する中国針と漢方薬併用治療が有効であった
　　一症例
　　長森夏弥子（崔邁）（長津田まい鍼灸院院長）

アレルギー性鼻炎の鍼治療

なか にし ひろ もと
仲西宏元 森ノ宮医療大学大学院　保健医療学研究科

1987年、明治鍼灸大学（現・明治国際医療大学）卒業。1989年、明治鍼灸教員養成施設卒業。
1989年、明治国際医療大学助手。2004年、明治国際医療大学准教授。2011年より森ノ宮医療大
学大学院教授となり、現在に至る。

I. はじめに

　鼻アレルギーは、アトピー性皮膚炎や気管支
喘息とともにⅠ型アレルギーの代表疾患で、鼻
閉や鼻汁により頭痛、頭重感の合併、集中力の
低下、嗅覚の低下などから日常生活における身
体的、社会的、精神的機能への影響も見逃すこ
とはできない[1]。1960年代の前半から慢性副鼻
腔炎が減少、軽症化し、これに代わってアレル
ギー性鼻炎が急増した。その原因として抗原量
の増加、大気汚染、栄養、ストレス、ライフス
タイルの変化、感染の減少によるTh1/Th2サイ
トカインのバランスの変化などが推定されてい
る[2]。

　一般的に、アレルギー性鼻炎には、花粉によ
る季節性アレルギー性鼻炎（花粉症）と、ハウ
スダストやダニなどによる通年性アレルギー性
鼻炎がある。本稿では、アレルギー性鼻炎の発
症機序、問診、鑑別方法と治療法について述べる。

Ⅱ. アレルギー性鼻炎の発症機序

　アレルギー性鼻炎は、特定抗原（スギ花粉など）
に対して肥満細胞に固着したIgE抗体と特定抗
原が結合することによって引き起こされるⅠ型
アレルギーで、肥満細胞が存在する粘膜（鼻粘膜、
眼結膜、咽喉頭など）に、即時型の過敏反応が
起こる。症状の発症機序は、鼻粘膜の好塩基球、
あるいは、肥満細胞によりヒスタミンとロイコト
リエンが遊離し、ヒスタミンが上顎神経を刺激
して、くしゃみが生じる。ヒスタミンが毛細血
管に作用し、血管を拡張させ、局所の浮腫を来
たし鼻閉が起こる。また、鼻腔・副鼻腔内に分
布している交感神経は、顔面神経の枝分かれで
ある大錐体神経とともに鼻腔に分布し、血管の
収縮に関係している。副交感神経は大錐体神経
となり、翼口蓋神経に至り鼻粘膜に分布し、血
管の拡張や腺分泌に関係する。この副交感神経
が分泌腺を刺激し、鼻汁の分泌が増加すると考

えられる。

また、花粉症に関しては、スギに対する特異的IgE抗体の決定を行っているのが第6染色体上（遺伝子は22対の常染色体と1対の性染色体）にあるといわれ、アトピー素因に関しては第11染色体が関連している[1]。

このようにアレルギーの発症にはさまざまな要因が関係し、複雑な病態を形成している。

III. 診断方法

1. 問診

症状が典型的か非典型的かについて、特に典型的な症状としては、発作性再発性のくしゃみ・水性鼻汁・鼻閉、そして眼の症状が多くあり、特に眼の痒み・異物感・涙流が多く認められる。鼻の症状と程度を分類することによって、その重症度を判別する[2]（表1）。また発症年齢と発症季節などが重要である。これは花粉などが原因のアレルギー性鼻炎か血管運動性鼻炎、そのほかの鼻疾患によって症状が出現しているかを鑑別する必要がある。また、症状が発症する場所、屋外であれば花粉が考えられ、室内であれはハウスダストやダニ、そしてペットなどが原因抗原となる。

また、非典型的であれば、すなわち鼻汁と鼻閉はあるがくしゃみは認められないといった場合は、血管運動性鼻炎を考える。これは花粉による鼻炎症状ではなく自律神経が関係している。

2. 鼻鏡検査

鼻鏡検査では鼻粘膜を観察する。この検査では粘膜の色調、水性鼻汁の程度、鼻粘膜の腫脹の程度を分類する。特に、鼻粘膜の色調は何色をしているかが重要で、正常はピンク色を呈し、アレルギー性鼻炎の鼻粘膜は蒼白に腫脹し、水性鼻汁が付着していることが多い。副鼻腔炎などの炎症性疾患の場合は、粘膜の色は紅く、粘

表1 アレルギー性鼻炎症状の重症度分類

種類　　　　　　　　程度	++++	+++	++	+	−
くしゃみ発作（1日の平均発作回数）	21回以上	20〜11回	10〜6回	5〜1回	0
鼻汁（1日の平均鼻かみ回数）	21回以上	20〜11回	10〜6回	5〜1回	0
鼻閉	1日中完全につまっている	鼻閉が非常に強く口呼吸が1日のうち、かなりの時間あり	鼻閉が強く、口呼吸が1日の内、ときどきあり	口呼吸はまったくないが鼻閉あり	なし
日常生活の支障度	全くできない	手がつかないほど苦しい	+++と+の中間	あまり差し支えない	全支障なし

程度および重症度		くしゃみ発作または鼻汁				
		++++	+++	++	+	−
鼻閉	++++	最重症	最重症	最重症	最重症	最重症
	+++	最重症	重症	重症	重症	重症
	++	最重症	重症	中等症	中等症	中等症
	+	最重症	重症	中等症	軽症	軽症
	−	最重症	重症	中等症	軽症	無症状

性で黄色い鼻汁を呈することがある。この鼻鏡検査では、他の鼻疾患（鼻中隔弯曲症、副鼻腔炎、鼻茸など）を知るうえで重要である。

上記に示した問診項目、鼻鏡検査などからアレルギー性鼻炎の鑑別を行うが、鍼灸治療で重要なのは問診である。問診からもある程度の鑑別を付けることができる。また、花粉症と鑑別すべき疾患を覚えておかなければ、他の疾患を見落とすことがあるので注意が必要である。そこで鼻症状と鼻症状から考えられる鑑別すべき疾患について述べる。

IV. 鼻症状

1. 鼻閉

鼻の構造上が問題で鼻閉が起こるのには、鼻中隔弯曲症がある。また、炎症による粘膜が浮腫を起こして鼻閉が生じるのには、鼻炎・アレルギー性鼻炎・副鼻腔炎・肥厚性鼻炎・鼻茸などがある。鼻疾患以外では妊娠中、降圧剤の服用者、飲酒などが挙げられる。

2. 鼻汁・鼻出血

鼻汁は鼻水、鼻漏といわれている。鼻汁の性状をよく観察することによって、初期か慢性期かを判断できる。一般的に鼻汁の性状を大きく分けると、水性（漿液性）、粘性、膿性、血性に分類することができ、その程度によっても疾患を推測することもできる。水性はサラサラした透明の液で、アレルギー性鼻炎の典型的な性状であるが、鼻炎・副鼻腔炎の初期にも見られる。粘性はネバネバし、少し黄色を呈しているが、これは鼻炎の慢性化や副鼻腔炎に見られる。また、膿性の性状は粘性と同じであるが、悪臭を伴う。この場合は副鼻腔炎が考えられる。小児

において鼻出血を訴える場合がある。これはアレルギー性鼻炎などによって鼻を触る癖がつき、鼻粘膜を刺激して出血が起こる。鼻出血はキーゼルバッハ部位からの出血がほとんどである。鼻出血を認める場合は、椅子に腰かけて鼻をつまんで、前かがみの姿勢を取らせる。ただ、鼻出血を頻繁に起こしたり、出血量が多かったりする場合は、専門医の処置が必要になる。

V. アレルギー性鼻炎と鑑別疾患

1. 急性鼻炎

かぜ症候群の鼻症状である。症状は鼻粘膜の発赤、鼻腔乾燥、その後、水性鼻汁となり、症状が進行するにつれて膿性になり、症状か改善すると、膿性から水性鼻汁に戻る。対処法は安静療養し、消炎鎮痛剤を服用したうえで、抗生物質を投与することで、二次感染予防を行う。

2. 副鼻腔炎

急性鼻炎などの鼻の炎症に引き続いて起こるのが、急性副鼻腔炎である。急性副鼻腔炎を繰り返すと、慢性化してしまう。また、鼻以外の原因としては、歯からの炎症が起因して上顎洞に炎症が波及し、症状としては鼻閉感、鼻汁、特に炎症が強くなるに連れて膿性鼻汁となる。頭痛、嗅覚障害、思考能力の減退などが出現する。鼻所見では、鼻粘膜の発赤、鼻汁の粘性で黄色を呈することが多い。治療は保存療法として投薬、手術療法が行われる。

3. 血管運動性鼻炎

アレルギー性鼻炎と類似した症状を呈するが、症状は非典型的に出現し、特に鼻閉、水性鼻汁のみのことが多い。この鼻炎はアレルゲンが認

められず、自律神経異常による粘膜の過敏性が考えられる。規則的な生活、適度の運動、精神的安静が重要である。薬物療法はステロイド点鼻薬が有効であるが、降圧剤・血管収縮点鼻剤の常用している場合は、できれば中止する。また、水性鼻汁が多く、薬物治療に効果がない場合は、手術療法が行われる。

Ⅵ. アレルギー性鼻炎と東洋医学の関連性

アレルギー性鼻炎は過敏性鼻炎に分類され、「鼻鼽」といわれる。主な症状は水性鼻汁で鼻汁の量が多く、くしゃみ、鼻の痒みが特徴である。東洋医学的所見では舌は淡白、脈は虚である。臓腑は、肺・脾・腎に分類されている。

アレルギー性鼻炎の有訴者に対して東洋医学的弁証項目についてアンケート調査を行ったところ、下記の結果が得られた（表2）。調査対象は男性44人（20.8 ± 3.3歳）、女性54人（20.6 ± 3.0）に実施した。男性44人中では「陰虚」が28人、続いて「気虚」が16人と多く、女性54人中では「陽虚」が28人、「陰虚」が23人、「気虚」が19人、

「気滞」が15人と多かった。男女で比べた場合、男性では「陰虚」の傾向が強いのに対して、女性では「陰虚」より「陽虚」が強い傾向があり「気滞」に関しても同様のことがいえることが分かった。臓腑で比べた場合は、男性に「脾」の症状があまり見られないのに対して女性に「脾」の症状が多く、男女で違いがあることが分かった。全体的にみると「陰虚」（52%）、「陽虚」（40%）、「気虚」（36%）、「気滞」（20%）の順に多く、臓腑に関しては「脾」「肺」が多いといった傾向が見られた。

Ⅶ. アレルギー性鼻炎の鍼灸治療

1. 肺気虚

肺は鼻に開竅するといわれ、鼻と関係深い臓腑である。肺は皮毛を主り肺気が虚し肌表を防御する機能が低下するため、風寒の邪が体内に侵入して症状が出現する。

症状は風邪が引きやすい状態で鼻症状が出現し、息切れ、声に力がない自汗が現れる。

表2 アレルギー性鼻炎と東洋医学の関連性について

有訴者／臓腑	男	女	男女合計	全体の割合
脾	5	2	7	7%
心	1	2	3	3%
脾	3	10	13	13%
肺	7	8	15	15%
腎	3	4	7	7%
気虚	16	19	35	36%
陽虚	11	28	39	40%
陰虚	28	23	51	52%
血虚	6	11	17	17%
気滞	5	15	20	20%
血瘀	0	5	5	5%

（男44人　女54人　合計98人）

脈は浮・浮緊、舌は淡舌、薄白苔である。

治療穴は、風池、風門、肺兪、膏肓、気海、足三里（補法）。自汗が強い場合は合谷、復溜（瀉法）。

2. 脾気虚

脾は食物を消化し気血を生む源であり、脾は肺の母で脾気虚が長く続けば気を主っている肺の気が虚し、そのためにアレルギー症状が出現する。

症状は鼻症状と疲労倦怠感、食欲不振、腹部の張り感、軟便などが現れる。

脈は細弱か無力、舌は淡舌、薄白苔である。

治療穴は、中脘、足三里、太白、神闕、気海、脾兪、百会。

3. 腎陽虚

肺は気を主って、また腎は気の根であり、気を持って二つの臓腑は関連している。したがって、腎虚の場合に納気機能が衰え、下降できない気が、その陽の性質に従って上昇し、上部は肺気虚、下部は腎陽気不足の状態になる。症状は鼻症状と足腰が冷える、耳鳴、健忘などが現れる。

脈は沈、遅で無力、舌は白苔、舌質淡で胖大である。

治療穴は、大椎、身柱、命門、神闕、関元、百会、腎兪、風池、風門、合谷、迎香。

Ⅷ. 通年性アレルギー性鼻炎の鍼治療の実際

対象は通年性アレルギー性鼻炎と診断された患者に鍼治療に関するインフォームドコンセントを行い、鍼治療に賛同した患者を対象に行った。

治療穴は、上星、風池、合谷、尺沢、中脘、三陰交、足三里、肺兪、腎兪を用い、10分間の置鍼を行った（**図1**）。評価方法はアレルギー日誌によるくしゃみの回数・鼻をかむ回数・鼻閉の程度・日常生活支障の程度について毎日記録しで評価した。また、重症度を鼻アレルギー診療ガイドラインにて分類した。さらに、血液検査にて非特異的IgE、特異的IgE（スギ、カモガヤ、ブタクサ、ダニ）、血中好酸球を測定した。

1. 結果

図2は重症度の変化を表す。鍼治療中に重症度が重症〜中等症に軽減する症例が4例、認められた。治療終了後も軽減した症例は3例あった。治療によって悪化した症例は1例あり、不変は2例であった。**図3**は症状が改善した症例を呈示する。この患者はハウスダスト、ダニ、スギ、ヒノキ、ブタクサが抗原であるアレルギー性鼻炎である。鍼治療後に症状の軽減が認められた。ただし、スギ花粉飛散時期は症状が強くなった。**図4**は症状かあまり改善しなかった症例を呈示する。鍼治療を始めると少し症状の程度の改善傾向が見られる。

2. 考察

発生機序と症状の関係には、鼻腔内の即時型反応と自律神経とが大きく作用している。アレルゲンが鼻粘膜の好塩基球あるいは肥満細胞にあるIgE抗体と反応すると、ヒスタミンとロイコトリエンが遊離される。ヒスタミン、ロイコトリエンは、毛細血管に作用して血管を拡張し、血漿成分が外に出て局所の浮腫鼻閉を生じる。ヒスタミンは上顎神経を刺激し、くしゃみを引き起こす。さらに副交感神経を刺激し粘膜の分泌を促進する。このため鼻汁が増えると考えられる。

上記の作用機序から、鼻づまりと鼻汁は、副交感神経優位（交感神経と副交感神経のバランスの崩れ）で出現することが考えられる。また、

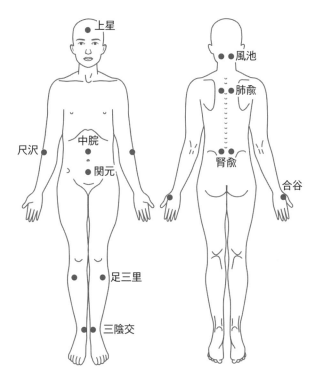

図1 鍼治療部位

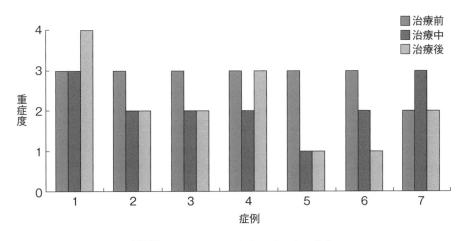

図2 アレルギー性鼻炎の重症度の変化

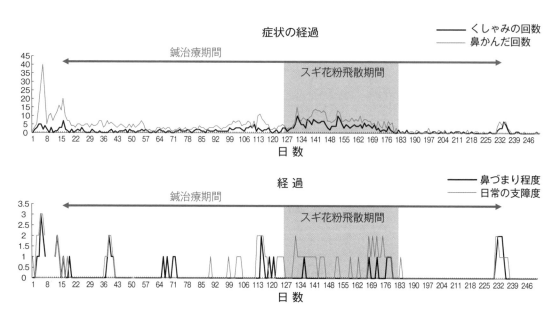

図3 症状が改善した症例

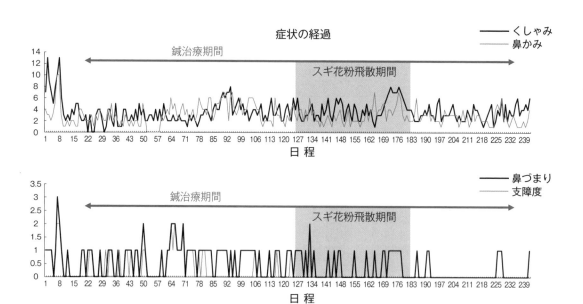

図4 症状があまり改善しなかった症例

鼻づまりなどの症状が、起立時から背臥位に姿勢を変化させたときの鼻閉も、副交感神経がかかわっている。現代医学的処置では、これら神経を切除することによって、鼻づまりの症状が軽減するといわれている。鍼治療の作用機序は、自律神経系を介して鼻腔粘膜に影響し、鼻粘膜の腫脹が軽減し鼻づまりが軽減したと考えられる。よって鍼治療では交感神経と副交感神経のバランスを取ることによって症状の改善が期待できる。

　治療穴としては、顔面部や頭部の経穴を用いることがポイントとなり、その意味でも上星は重要である。また、鼻症状によく用いられる迎香も有用な治療穴となる。これらのポイントは、鍼治療のみならず手技療法、すなわち頭部・顔面部の神経支配領域（三叉神経・顔面神経）の小児鍼などの触圧刺激も自律神経を調整するのに有用でないかと思われる。

　また、鍼治療に関する即時型反応について血液検査で検討した結果、症状が改善する症例の中には非特異的IgEが増減を繰り返し、特異的IgEも増減を繰り返した。末梢血中好酸球濃度に関しても増減を繰り返した。このことから改善傾向が認められる症例では、血中IgEや血中好酸球の増減を繰り返す症例が多いことから、鍼治療は免疫系に影響していると考えられる。

IX. まとめ

1. アレルギー性鼻炎に対する鍼治療の効果について、症状が軽減する症例が診られた。
2. 頭部・顔面部の神経支配領域（三叉神経・顔面神経）の鍼治療が鼻腔内の自律神経系を調節すると考えられた。
3. 花粉症などアレルギー性鼻炎患者が増加し鍼灸院に来院する機会が増えてくると考えられる。なぜなら、薬による副作用（眠気など）や妊婦、小児などに対して鍼治療（小児鍼）が補助療法になる可能性がある。

【参考文献】
1) 三好彰. 鼻アレルギー. 日本評論社, 1998.
2) 鼻アレルギー診療ガイドライン作成委員会編. 鼻アレルギー診療ガイドライン－通年性鼻炎と花粉症－2016年度版（改訂第8版). ライフサイエンス, 2015.

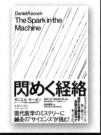

花粉症に対する奇経八脈を用いた治療
～弁証に基づいた陽維脈と陰維脈の用い方～

たか の こう ぞう
高野耕造　グリーンリーフ治療院院長
　　　　　　東京医療専門学校教員養成科非常勤講師

1961年、東京都出身。1983年、関東鍼灸専門学校卒業。1988年、東京医療専門学校鍼灸マッサージ教員養成科卒業。1992年、呉竹鍼灸専門学校（現・呉竹鍼灸柔整専門学校）マッサージ科卒業。1995年、上海中医薬大学通信課程卒業。1996年より開業。現在、東京医療専門学校教員養成科非常勤講師。2015年、『火龍筒連続吸角療法』（緑書房）を出版。

Ⅰ. はじめに

　筆者が在住する東京都では、平成28年度の調査に基づき、花粉症に対する都民の有病率は、48.8%と推定している。同様の調査は、過去3回行われており、前回の調査の28.2%よりも大幅に上昇している[1]。

　筆者自身も、15年ほど前より花粉症を発症した。冬が終わり、春が近づく頃は、本来ならば気分が高揚するときであるが、発症以降は憂鬱な季節となってしまった。幸い、予防的に行っている鍼灸治療により、鼻炎症状は軽減し、施術中にマスクを着用しないでいられることは喜びである。そして、年々症状が軽減しており、マスクをし忘れたまま外出することが増えてきた。

　このように、自身も花粉症には鍼灸治療が有効であることを経験している。しかし、厚生労働省（以下、厚労省）のホームページによれば、2000（平成12）年の患者アンケートで患者が「鍼の効果あり」と実感したのは44%、「効果なし」と実感したのも44%であった[2]。一概に鍼治療といっても、その施術スタイルはさまざまであり、工夫次第でより患者の効果ありとの実感を高めることができるのではないだろうか。

　そこで今回は、花粉症に対する奇経治療の本治法と近位取穴による標治法を提示する。

Ⅱ. 花粉症の弁証

1. 花粉症を弁証すると

　花粉症は、杉の木などの花粉を原因とすることから、外感病としてとらえることができる。外感病の原因となる六淫外邪に花粉を割り当てるには、花粉症により引き起こされた症候を分析するとよい。花粉症の一般症状は、くしゃみ、鼻水、鼻づまり、目のかゆみ、目の充血、のどのかゆみである（東京都が行ったアンケート調

査では、鼻水、くしゃみ、目のかゆみが頻度の高い症状順となっている）[1]。

花粉症の症状のうち、くしゃみ、鼻水、鼻づまりは、いわゆる風邪の症状と重なり、漢方薬として「小青龍湯」が処方されることが多い（これは筆者の個人的見解であるが、花粉症状が発症する時点で、身体を内観すると、軽度ではあるが悪寒と呼べる感覚を確認できる）。

小青龍湯は麻黄湯グループに属する方剤であり、この方剤は八綱弁証では表寒実証、六経弁証では太陽経証における太陽傷寒証に用いられる。したがって、小青龍湯が処方されたということは、花粉は風寒邪の性質を持つものと判断されたのだと考える。小青龍湯が処方される決め手となったのは、風邪症状、特に透明な鼻水が多量に産出される点である。透明な鼻水を風寒邪が侵襲したものと理解し、太陽傷寒証と診断したのだろう。

確かに、小青龍湯が処方され、鼻水症状が改善したという患者もいる。しかし、筆者は「透明な鼻水が多量に産出される」のは、衛気虚による体液の流失（衛気の固摂作用の低下に伴う自汗に相当すると判断している）によるものもあると考えている。つまり、花粉症は八綱弁証では表虚証、六経弁証では太陽中風証にあたる病証も含まれていると推察する。

このような弁証と判断した場合には、桂枝湯グループの桂枝加黄耆湯にて衛気虚を補うのが有効といえる。厚労省のホームページには、漢方が花粉症に対して効果ありと実感する患者は50%とある[2]。この有効率は、画一的に小青龍湯が処方された場合の数値に近いのではないだろうか。漢方の専門医による処方ならば、より効果を実感すると考える。

以上のように、花粉症の弁証分類は、八綱弁証においては表寒実証と表虚証に分類され、六経弁証では太陽経証の太陽傷寒証と太陽中風証

に分類される。また、目のかゆみ、目の充血症状が強い場合には、陽明経証と判断される可能性もある。陽明病というと裏証と思われがちであるが、腹部症状を呈する場合は裏証であり、顔面部の症状を呈する陽明経証は表証といえる。この根拠としては、六経弁証における陽明経証を施術する方剤として、表証を治療する葛根湯や桂枝湯が列記されていることが挙げられる。陽明経証では、目の症状以外に前額部の疼痛、顔面紅潮、鼻が乾く（花粉症では鼻づまりと理解する）、不眠などが現れる。

そのほか、目の充血やかゆみ、鼻づまり、のどのかゆみ症状が顕著な場合には、衛気営血弁証で、風熱衛分証[3]として分類することが可能である。カルテに弁証分類を記載するときに、陽明経証とするよりはスタッフに理解を得られやすいのではないだろうか。また、臓腑弁証では肺気虚証、風寒束肺証として認識も可能であるが、的確な患者像を反映させているとはいえない。これらの弁証のなかで最も実情に合ったものは、鼻水症状が顕著な場合には六経弁証であり、目の充血やかゆみ、鼻づまり症状が顕著な場合には衛気営血弁証である。

2. 太陽傷寒証と太陽中風証の鑑別診断

太陽傷寒証と太陽中風証の鑑別診断として、最も重要なのは発汗の有無と脈状である。しかし、傷寒論において想定されていた外感病に比べ、花粉症ではそれらの指標は顕著には現れない。したがって、発汗の有無に対しては、問診にて平素、汗をかきやすかったかどうか、つまり自汗があったかどうかを確認することが大切である。もともと衛気虚証である場合には、太陽中風証である可能性が高くなるからである。

次に脈状は、太陽傷寒証のときには浮緊脈が現れ、太陽中風証では、浮緩脈が現れるとされている。これは典型的な場合の脈状であり、花

粉症の場合には、このような脈状が観察されることは少ない。筆者は臨床上、2月中旬より3月にかけて、脈状が浮弦である場合、「花粉症ですか？」と患者に確かめるようにしている。花粉症も表証であり脈状は浮脈を呈する。そして、花粉（抗原）に対し衛気が反応することで、皮部に気滞（衛気の体表への移動による）が生じるために弦脈を観察することができる。弦脈が有力な場合には、太陽傷寒証（小青龍湯証）と判断し、温散解表法にて施術を行う。弦脈に力が感じないか、革脈（脈管の表面は緊張しているが中が空洞）と推察されたときには太陽中風証とし、営衛調和解表にて施術を行うようにしている。

目の充血やかゆみ、鼻づまり、のどのかゆみ症状が顕著な場合には、風熱衛分証と判断できる。これを裏づける脈象としては、浮脈・数脈である。このようなときは清熱解表法を行う。

Ⅲ. 奇経治療を用いた本治法

1. 花粉症に対する弁証分類を踏まえた奇経循行経脈治療

花粉症を太陽経証（太陽傷寒証と太陽中風証）と風熱衛分証に分類し、ここでは、正経脈ではなく、奇経脈による施術の組み立てをしていきたいと思う。その理由としては、上記の弁証はともに表証であり、奇経八脈には表証、つまり全身の皮肌部に対応する経脈があるからである。その経脈こそ陽維脈であり、この経脈はすべての陽経脈を維絡する人体最長の経脈である。また、その支配領域は皮肌部上の脈絡網である。そのため、三陽経脈上の皮部の病態を一括に治療できる。すなわち、陽維脈を使用すれば、花粉症状に見られる太陽経脈の症状（頭痛、項の

強ばり、鼻水症状）、陽明経の症状（目の充血やかゆみ、鼻づまり、のどのかゆみ症状）を同時に施術できるのである。したがって、花粉症の本治法または遠位配穴としては、陽維脈にかかわる経穴を選択するのがよいといえる。

陽維脈に対する循行経脈治療を行うならば、陽維脈の起始穴である金門と郄穴である陽交を取穴し、それに風池を加えることで疏通効果が高まる。風池は祛風、解表効果も高く、太陽傷寒証にあたる花粉症には欠かせない経穴である。太陽傷寒証と判断し、陽維脈を通じて皮肌部の絡脈網を強く疏通したい場合には、金門と陽交に対しパルス治療を行えばよい。また、左右の風池に対しても同様のアプローチを行うことは、鼻水症状の改善にもつながる。さらに太陽傷寒証の場合には、上半身に赤外線などによる温補法を併用すると効果が高まる。

太陽中風証と判断した花粉症に対しては、金門と陽交に灸法（各経穴に焼灼灸10壮程度）を用い、衛気虚の改善を図る。また、風池や督脈との交会穴である風府、瘂門に灸頭鍼を行うと陽気を補えるので、衛気虚には有効である。

太陽中風証では、多量な鼻水の流出に伴い衛気虚が増長される。この消失した衛気を補充するため、補中益気法を行う必要がある。しかし、陽維脈上の経穴で、胃気の働きを直接的に亢進させる経穴は残念ながら存在しない。そこでここは、任脈上の経穴で、かつ、胃の募穴である中脘や、小腸の募穴である関元を用いたほうがよいといえる。任督脈の流注は目や鼻に循行しており、もともと花粉症には欠かせない経脈なのである。

奇経八脈を用いた施術といえば、八脈交会穴治療が有名だが、花粉症に対する場合の配穴は、外関（陽維脈の主治穴）と足臨泣（帯脈の主治穴）の組み合わせが考えられる。この2穴の配穴は上下少陽同名経脈配穴となっており、経脈的に

強い有効性を持つ。ただし、足臨泣は陽維脈にも帯脈にも属さない経穴であるため、あくまで正経脈を用いた施術と理解しておくことが肝要である。手足の少陽経脈は陽脈の枢軸といわれ、太陽経脈と陽明経脈にまたがって影響を与えることができるため、陽維脈と同様の働きができる。

純粋な意味で奇経八脈治療といえば、奇経脈上の経穴を用いるものといえる。しかし、八脈交会穴治療は奇経治療の代名詞となっており、また臨床では有効性が高いものなので、花粉治療にも用いるべきと考えている。

2. 陰維脈を用いた調和営衛法

陽維脈と陰維脈は、陰陽一対の経脈であり、奇経治療では、陰陽一対の経脈を同時に用いることは、治療効果を高めるシステムとなっている。筆者は、この方法を「陰陽カップリング治療」と呼んで愛用している。

陽維脈は衛気と最も関係が深い経脈であることが、外感病の治療で陽維脈を用いる理由である。では、なぜ外感病に陰維脈を併用する必要があるのか。その理由は、陰維脈が身体で生成される営血の貯蔵量を調整しているからである。以下、このことについてさらに言及してみる。

例えば、外感病で衛気の防御システムが亢進し、その結果、衛気が消耗した場合、身体内では衛気の産生が増量されなければならない。しかし、気血津液の産生過程においては、衛気だけを特化して産生してしまうと、営血の需要と供給のバランスが崩れてしまう。そのため、陰維脈は貯蔵していた営血を正経脈に放出し、一時的に衛気の産生をバックアップする。筆者は、調和営衛とは上記のようなシステムであると理解している。

陰維脈が営血を貯蔵するということは、臓腑の生理作用と照らし合わせると、肝との関係が深いと考えられる。このことは、陰維脈には肝

の募穴である期門が属していることも根拠の一つとなる。したがって、陰維脈を施術する場合に用いる経穴は、期門そして、起始穴である築賓は欠かせない。施術の目的としては、陰維脈中に貯蔵された営血を正経脈中に放出することなので、疏通を意識した手技を上記の経穴に加えるべきである。

また、八脈交会穴で、陰維脈の主治穴となっている内関は心包経脈の絡穴であり、この経穴を使い脈気が亢進すれば、営血の循環効率が増すため、営血量が減少した場合に対する伏線となる。しかし、あまりに営血が減少した状態では、心悸を引き起こす可能性もあり注意を要する。

陰維脈の流注は天突、廉泉にて任脈と交会して終わるため、循行経脈治療として花粉症ののど症状にも活用できる。

3. 花粉症に対する近位配穴

最後に花粉症に対する近位配穴に言及しておきたい。用いている治療穴は、印堂と左右の迎香（筆者は鼻炎三穴と呼んでいる）と、ありふれた経穴であり、花粉症の鼻症状に対し、ほとんどの鍼灸師が頻用しているものである。

筆者は花粉症の鼻水症状を衛気虚によるものと判断することが多い。そのため、鼻炎三穴に0.14㎜（0番）×40㎜鍼を用い、補衛気目的で置鍼することが多い。表寒実証と判断したときには、置鍼しながら印堂部に綿花灸を行う。綿花灸とは、水で湿らせた消毒用綿花（4㎝×4㎝）を軽くドーム状にして、その上に母指頭大に硬くひねった知熱灸用艾を乗せて温灸をするものである（図）。湿熱タイプの温灸となるので、熱感が優しい。顔面部に置く際には、紫雲膏などを綿花の面に薄く塗布し、その上に艾を乗せれば落下の危険が回避される。

眼のかゆみ症状には、美容鍼で用いる0.10㎜×15㎜鍼で、睛明や瞳子髎に置鍼しながら綿花

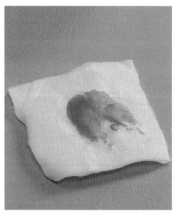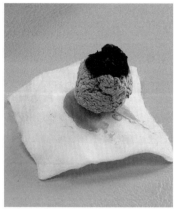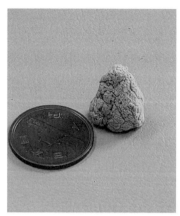

図1 水で湿らせた消毒用綿花を軽くドーム状にし（左図）、その上に知熱灸用艾を乗せ施灸する（中央図）。艾は母指頭大で硬くひねったものを使用（右図）。なお、煙対策として、患者の眼の上にはハンドタオルかカット綿を被せている

灸を行うとよい。眼の充血が顕著である場合には置鍼だけ行う。綿花灸はクルミ灸と同じ効能が期待できると考えるが、身近にある材料を用いるだけなので継続しやすい。

Ⅳ. おわりに

花粉症に対して鍼灸治療がとても有効であることは、筆者自身が経験している。厚労省のホームページで、花粉症への鍼灸や漢方治療が民間療法として分類され掲示されているのは遺憾であるが、証立てをせずに、画一的な施術を行っている場合が多いからかもしれない。

花粉症は標治的治療だけでも鍼灸の効果の実感は高く、症状の緩和に役立つ。しかし、証立てを行い、本治法を組み入れた施術をすることで、年を追うごとに春先の不快感は減少してゆくと確信する。そして、その中心となる施術は、奇経八脈の陽維脈と陰維脈を使用した「陰陽カップリング治療」なのである。

【参考文献】
1) 東京都健康安全センター. 花粉患者実態調査報告書（平成28年度）. 2017. http://www.tokyo-eiken.go.jp/kj_kankyo/kafun/jittai/
2) 花粉症の民間医療について. 厚生労働省. https://www.mhlw.go.jp/new-info/kobetu/kenkou/ryumachi/okamoto.html
3) 柯雪帆. 中医弁証学. 東洋学術出版社, 2004. p.435-6.

特集

整動鍼における整流を
利用した花粉症治療

くり はら まこと
栗原 誠　　株式会社活法ラボ代表、はりきゅうルーム カポス、養気院院長
一般社団法人整動協会代表

1976年、群馬県生まれ。大学にて生物学を専攻したのち、2001年、東京衛生学園専門学校東洋医療総合学科卒業。2003年、群馬県にて「養気院」を、2014年、東京都にて「はりきゅうルーム カポス」を開業。古典鍼灸の研究に加え、日本の整体術「活法」を修得。ツボと動きの関係に着目し、2014年、整動鍼®を創案。著書に『ツボがある本当の意味』、DVD『次世代の鍼灸論 整動鍼』（ともにBABジャパン）がある。

さ とう れん
佐藤 廉　　はりきゅうルーム カポス　副院長

1985年、宮城県生まれ。鍼灸師、あん摩マッサージ指圧師。2009年、東京医療専門学校鍼灸マッサージ科を卒業。鍼灸マッサージ院、鍼灸専門院を経て、2018年、株式会社活法ラボ入社。2019年「はりきゅうルーム カポス」副院長に就任。

I. 花粉症専門の「はりきゅうルーム カポス」を開院した経緯

2014年2月、東京都港区に花粉症専門の鍼灸院「はりきゅうルーム・カポス」を開院した。専門分野を思い切って絞り込むだけでなく、毫鍼は用いずに円皮鍼（セイリン社製、パイオネックス）のみしか使用しないという前例のない挑戦を行った。しかも、現場の施術業務は、研修で技術を身につけた鍼灸師2人。筆者（栗原）は群馬からサポートすることに徹底した。他に例のないこの開院パターンは、花粉症治療における理論と実践の再現性を証明するための挑戦だった。

円皮鍼のみを使用した花粉症治療は、ここから3年を遡る。筆者（栗原）が群馬で営む鍼灸専門の鍼灸院（養気院）にて円皮鍼のみの花粉症治療を試験的に行っていた。有効なツボを絞り込むことができたため、品川での開院に踏み切った。

花粉症のような季節性の症状であるから、開院は花粉症シーズンのピークに合わせて2月に設定した。順調に来院者が増えたとしても、夏には極端に減ることは容易に想像できた。そのため、当初から2月〜4月に期間を限定した。5月からはこれに加えて頭痛にも専門分野を広げ、その後も緩やかに専門分野を広げて、現在に至っている。

今回は、短期間ではあるが花粉症専門の鍼灸院として養ったノウハウの技術の一端を公開す

る運びとなった。

Ⅱ. 円皮鍼の可能性と限界

円皮鍼のみで開院したのは「鍼を刺されるのは怖い」という人にも、鍼灸院を選択肢の一つに入れてほしいという強い気持ちがあったからだ。使用した円皮鍼の鍼体は0.6㎜であるから、ほとんどの人は痛みを全く感じない。実際、患者からは「全く痛くない」と好評であった。

効果はみられたが、限界も突きつけられた。季節性の花粉症には好評であったが、通年性の慢性鼻炎に対しては課題が残った。安定した結果を得るために、2シーズン目からは一般的な毫鍼と併用するスタイルとなった。以後、現在まで併用スタイルが続いている。

ここでは、通年性のアレルギー性鼻炎にも成果を出しやすいように、毫鍼と円皮鍼に加えて透熱灸を利用した方法も紹介する。副作用を心配する必要のない安全な治療は多くの人が求めるものである。鍼灸治療の可能性を今シーズンもしっかり示していきたい。

Ⅲ. 花粉症治療の考え方

1. 花粉症がある人の身体的特徴

花粉症は説明するまでもなく、花粉をアレルゲンとしたアレルギー性鼻炎である。アレルゲンである花粉が鼻粘膜を刺激しないように予防策を取ることは必要であるが、もう一方で、アレルゲンに反応する身体と、しない身体の違いを考えることも必要である。花粉が飛散しても鼻炎を生じない人は、花粉症で悩む人といったい何が違うのであろうか。身体的な特徴を考え

てみたい。

花粉症は鼻粘膜が過敏になっているわけであるが、これは熱が過剰になり機能が亢進しすぎてしまった結果である。花粉症の治療は熱の処理に尽きると考える。ここでいう熱とは、脳や内臓の深部体温ではなく、皮膚や筋肉が持つ温度のことである。

2. 花粉症を治療するときの心構え

花粉症を治療するにあたり、最も重要なことは治そうと思わないことである。矛盾しているわけでも、逃げているわけでもない。私たちが向き合っていくのは症状である。くしゃみ、鼻水、目のかゆみなどの現象が起こらないように努めていくことが治療である。「それでは対症療法になるだけで根本治療にはならない」と誤解されることがあるので補足する。

くしゃみ、鼻水、目のかゆみなどの主たる症状のすべてが消えたとき、「花粉症がまだ続いている」と言うであろうか。むろん、花粉症の悩みは解消されている。アレルギー検査で陽性であるとしても、出ている症状一つひとつに丁寧に向き合っていくことが、患者の悩みを解決するのに最も現実的で合理的であると考える。

3. 風邪と花粉症

花粉症は風邪と症状が共通している。鼻水とくしゃみである。花粉症は花粉に対するアレルギーであり、風邪はウイルス感染がもたらす症状であるから、いうまでもなく原因が異なる。しかし、身体に起こっている現象には共通点が多い。ここに注目すると、花粉症治療のヒントが見えてくる。

花粉症患者は顔面部の熱が強い。一方、風邪の引きはじめでは後頸部が冷えている。花粉症は過剰な熱があることが問題で、風邪の引きはじめは冷えすぎていることが問題である。主役

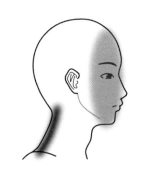

図1　顔面部の熱と後頚部の冷え

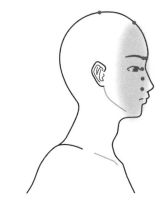

図2　顔面部の熱と一般的な花粉症のツボの位置

は違うが、相対的に見れば頭部の前側が熱く、後ろ側が冷えている。この前後の熱の差違がくしゃみや鼻水を招く。

　このように考えると、花粉症は前後の熱の差違を解消すると寛解できる（**図1**）。一般的に花粉症に有効であるとして紹介されているツボは顔面部に集中している（**図2**）。これは、顔面部の熱に着眼した方法であるといえる。熱を散らすことによって花粉症の症状を抑える。

IV. 整動鍼における花粉症治療

　ここから、筆者が創案した整動鍼の理論に基づき、花粉症治療の具体的な方法を紹介する。

整動鍼とは、身体の運動メカニズムをツボの効果と重ね合わせながら、理論化したものである。

　本誌2019年7月号には「整動鍼における膝痛治療の実際」と題した記事を寄稿した。膝痛は典型的な「整動」を用いるが、本稿では熱を始めとする体内の循環系を整える「整流」寄りの発想が加わる。

　整動鍼では呼吸を含めた運動を治療の範疇としているので、花粉症にも対応できる。骨格筋と内臓との関連も重視しているので、内臓のトラブルにも対応できる。

　整動鍼の花粉症治療には、ベース治療とスポット治療がある。ベース治療は、熱の下降ルートを確保することであり、スポット治療は、出ている症状に合わせて対応していくことである。

1. 熱の下降ルートをつくる（ベース治療）

　花粉症を根本から治そうと思うとき、散らした熱の下降ルートを確保しておくことが必要である。自ずとルートは頚部になるので頚部のコンディションが重要である。頚部の過緊張を解くことで熱は下に流れていく。

　頚部の緊張を解くために重視しているのは、背部の肩甲間部の緊張である。目立つ緊張を鍼や灸で緩めておく。なかでも重要なのは、肩甲骨の内上角周辺の緊張である（**図3**）。内上角には僧帽筋があり、その深部には肩甲挙筋や小菱形筋がある。ここにある過緊張を解くと分界項線付近の筋肉の緊張が和らぐ。分界項線には、頭半棘筋、頭板状筋、胸鎖乳突筋、僧帽筋が折り重なっている。

　本稿を参考に花粉症患者に施術をするにあたっては、以下に挙げるツボの反応を実際に確認しながら実践してみてほしい。

(1) 風池

　花粉症において最も重要なツボが風池（**図4**）であると考えている。蓄膿の改善にも極めて重

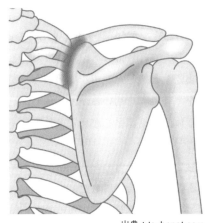

出典：tsubonet.com

図3　肩甲骨内側縁上部

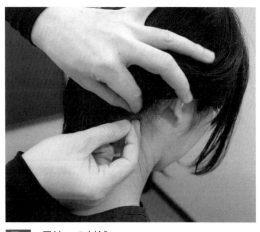

図5　風池への刺鍼

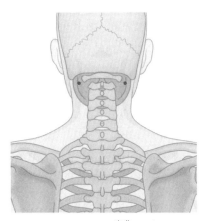

出典：tsubonet.com

図4　風池

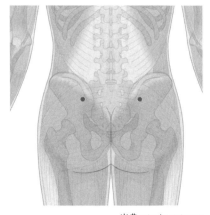

出典：tsubonet.com

図6　胞肓

要なツボである。触診の際には、後頭骨に潜り込ませるようにして硬結と圧痛を診る。また、熱感がないか確認しておく。

　直接刺鍼を行うと（**図5**）、症状をすみやかに軽減できるが、持続性は期待できない。刺鍼は両側に行う。胞肓（**図6**）を用いて風池を緩める方法がある。胞肓は「上後腸骨棘の頂点から外下方45度に落ちたところ」と定義している。

（2）天柱

　風池と並んで重要なのが天柱（**図7**）である。天柱は「目の周囲が重い」などの症状に対して

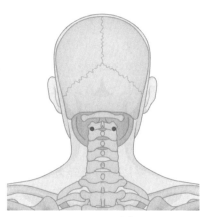

出典：tsubonet.com

図7　天柱

重要である。目のかゆみについては後述する。硬結を探す際には前方向に正確に押圧する。

直接刺鍼で症状をすみやかに軽減できるが、持続性は期待できない。肺兪を用いて天柱を緩める方法がある。円皮鍼も使える。

（3）承山

ふくらはぎが冷えていると、風邪の引きはじめのような症状が出現する。朝くしゃみが止まらないなど、いわゆる寒暖差アレルギーの際に重要視する。日頃からふくらはぎを冷やさないなどの対策が重要である。

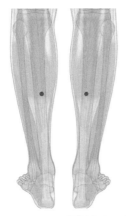

出典：tsubonet.com

図8　承山

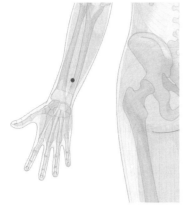

出典：tsubonet.com

図9　会宗

承山（**図8**）に刺鍼し、ヒラメ筋の緊張を緩めることで、後頭部から後頸部の緊張が緩み、熱が下降しやすくなる。さらに、会宗（**図9**）への円皮鍼でふくらはぎの緊張を緩めることができる。

2. スポット治療

花粉症は顔面部に熱がこもり、鼻粘膜が過敏になる。人によって熱がこもる位置が微妙に異なり、症状の違いを生んでいると考える。熱の位置と脊柱の関係を調べ、一つの仮説にたどり着いた。

注目するのは、第6頸椎と第7頸椎、第1胸椎の3椎である。この3椎の動きが重要である。椎体と椎体がつまり、動きが悪くなると熱がこもると考える。ただし、3椎そのものに熱感が生じるわけでない。むしろ、動きが制限されているため冷えた印象を受けることが多い。患者への養生指導としてこの3椎を蒸しタオルなどで温めることを推奨している。夏場でも、この3椎を冷やさないよう指導している。

それでは、ここからこの3椎に対する積極的な施術方法について解説する。

（1）くしゃみを解消する（第7頸椎）

くしゃみが出るのは、大椎（第7頸椎〜第1胸椎、以下C7-T1）がつまるのを防ごうとする身体の反射であると考える。ここで「つまる」と表現したのは、椎体周辺の筋肉が緊張して椎体の動きが鈍くなることを意味している。整動鍼では、筋肉の緊張によって椎体間の動きの独立性が失われると、全身の問題に発展すると考える。筋肉の動きだけでなく内臓機能にも影響が及ぶ。

大椎に透熱灸をすることで、直接的にC7-T1間の緊張を緩めることができる（**図10**）。この方法は、くしゃみに対して有効であるが、効果が一過性に留まりやすい。根本的に解決するには、もう一歩踏み込む必要がある。そこで、

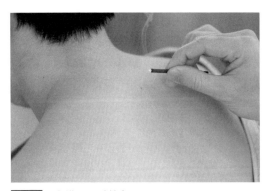

図10　大椎への透熱灸

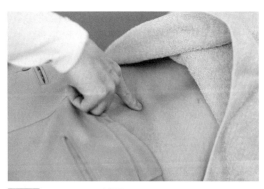

図11　L4・L5の棘間

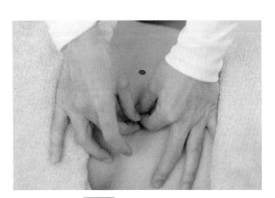

図12　腰部への刺鍼

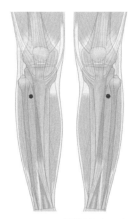

出典：tsubonet.com

図13　足三里

なぜC7-T1間がつまるのかを考えてみたいと思う。ここは解剖学的に頚椎と胸椎の境目に位置しており、頭部と頚部を支える根本である。また、水平に広げた左右の上肢を結んだラインが通る所になる。したがって、人体構造を支える力学的な要所であると考えられる。

　上肢との関係に注目すると、C7-T1間は手関節の緊張と相関が見られる。手関節に緊張があるとC7-T1間が緊張し、C7-T1間が緊張すると手関節が緊張する。手関節にある陽池に灸をするとC7-T1間の緊張を和らげる効果がある。即効性を実感するには透熱灸のほうがよい。

　もう一つ、重要な関係がある。それは腰椎との関係である。C7-T1間は第4〜第5腰椎（L4

-L5）間と相関している。L4-L5間も力学的に骨盤と深くかかわるところである。上肢と下肢で構造は違うものの、下肢と下肢が正中線上で交わるところと解釈することができる。解釈はともあれ、臨床上の観察からC7-T1間とL4-L5間には相関がみられる。大枠でとらえるならば、頚の根は骨盤の根と連動していることになる。L4-L5間を緩めるために、その水平ライン上で起立筋の外縁に鍼をする（図11）。鍼は45度の斜刺とする（図12）。ここでは花粉症を主題としてこの手法を取り上げているが、肩こりを寛解させる際も極めて有効である。

（2）鼻づまりを解消させる（第6頚椎）

　鼻づまりがあるときは、第6〜第7頚椎（C6-

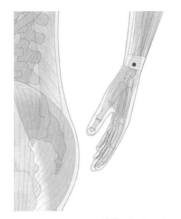

出典：tsubonet.com

図14 列欠

表1 棘間のつまりと症状の関係

椎骨の棘間	症状
C6−C7	鼻づまり
C7−T1	くしゃみ
T1−T2	鼻水

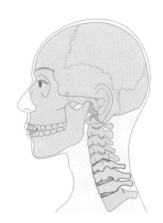

図15 鼻腔三椎

C7）間につまりがある。解消するには足三里
（**図13**）を用いる。視診すると棘間の高さで筋肉
の緊張が緩むのが分かる。僧帽筋の深層には、
小菱形筋、上後鋸筋がある。C6−C7間の透熱
灸（10〜20壮）と組み合わせると効果が高い。

（3）鼻水を止める（第1胸椎）

　透明でさらさらした鼻水が垂れてくる場合に
は、第1〜第2胸椎（T1−T2）間のつまりを疑う。
僧帽筋の深層には、小菱形筋、上後鋸筋がある。
風邪の引き始めでは、この周囲の皮膚表層に冷
えがあることが多い。冬場、マフラーで守らな
ければならないのは、まさにこの第1〜第2胸椎
間である。鼻水を止めるには、ここに透熱灸（10
〜20壮）を行う。また、列欠（**図14**）に透熱灸
を行っても第1〜第2胸椎間に作用させることが
できる。

（4）鼻腔三椎

　これまで紹介した3椎を、整動鍼では「鼻腔
三椎」と呼ぶ（**表1**、**図15**）。症状に応じて鼻腔
三椎を調整する。重要なのは、直下の椎体と適
度な緊張を保ち、動きに独立性があることであ
る。逆にいうと、鼻腔三椎が独立性を失うと花
粉症を発症しやすいのである。

3. その他の留意事項

（1）花粉症と通年性の鼻炎の共通点と相違点

　花粉症は季節性の鼻炎であるが、1年を通し
て鼻炎に悩む症状もある。こうした慢性鼻炎は
花粉症と比較して治療の難易度が高い。原則的
には花粉症と同じ治療をするが、鼻腔三椎を取
り巻く条件をより厳しく診ていく必要がある。

（2）施術回数とペース

　1回の施術でも症状の改善は見られるものの、
寛解した状態で安定するには複数回の通院が必
要である。事前に説明し理解を得てから治療を
開始する。当院では5回単位で施術を提供して
いる。

（3）発症前から行う場合

　例年の発症時期の約1カ月前から開始し、週1
回のペースで施術する。シーズンに入ったら週2
回のペースで行う。症状が8割減となったら週1

回のペースに変更する。症状が1割未満になったら施術を終了する。

（4）発症してから行う場合

週2回のペースで行い、症状が8割減となったら週1回のペースに変更する。症状が1割未満になったら施術を終了する。

（5）目のかゆみを解消する

鼻づまりがあると目に熱がたまりやすく、目の粘膜が過敏になる。したがって、あらかじめ鼻づまりを解消させておくことが重要である。

昭和の名人、澤田健はものもらいの治療に二間を多用した（代田文誌『鍼灸眞髄』医道の日本社）[1]。花粉症であっても、目のかゆみにこの二間は有効である。二間には糸状灸を10〜20壮据える。この方法を単独で用いることは少なく、顔面部の熱を下降させたあとに、目にかゆみが残る場合に用いる。

V. まとめ

花粉症そのものを治すと考えるより、花粉症の症状一つひとつと身体的特徴を照らし合わせていくことで、鍼灸によってなすべきことが明確になる。頭部にこもった熱が鼻粘膜の過敏性をまねくため、頭部にこもった熱の下降ルートをつくることが必要である。それには背部の緊張を解くことが重要となる。また、頚椎と胸椎の動きと症状の関係も見逃せない。椎体一つひとつが滑らかに動くように整えることで、花粉症の症状を和らげることができる。

このように、整動鍼では運動器疾患以外の症状にも対応できる。症状と関連する身体上の兆候を拾い上げ、相関を整理しているので戦略的なアプローチが可能となる。また、再現性においても有利となる。

【参考文献】
1）代田文誌. 鍼灸眞髄. 医道の日本社, 1941 .p.15.

本稿の、施術法の一部を、活法ラボのvimeoチャンネルにて、動画で解説している
https://vimeo.com/391907707

好酸球性副鼻腔炎に対する中国針と漢方薬併用治療が有効であった一症例

なが　もり　か　や　こ　　　さい　まい
長森夏弥子（崔邁）　長津田まい鍼灸院院長

1957年、中国四川省生まれ。1981年、中国河北医科大学邯鄲分校中医専攻卒業。1989年、河北中医学院（大学）卒業。河北省邯鄲市中医院内科・鍼灸科に10年間勤務。河北省邯鄲市針灸学会理事。1991年、来日。1996年、女子栄養大学大学院卒業。2010年、横浜医療専門学校卒業。2015年、神奈川県横浜市緑区長津田に「長津田まい鍼灸院」を開業。2016年、登録販売者資格取得。

Ⅰ. 目的

　好酸球性副鼻腔炎は、鼻茸や鼻汁に好酸球が多く存在する原因不明の難治性副鼻腔炎の1つである。この病気は高度の鼻閉と嗅上皮の障害を起こし、進行すると最終的には嗅覚が消失し、さらに味覚障害などの疾病を起こしてしまう。治療の面では西洋医学の手術や経口ステロイドの内服で鼻閉は一時的に改善するが、すぐに再発し、生涯これを繰り返して患者に不利益をもたらす[1]。

　本症例ではこの難病指定の疾患に対し、中医学に基づき中国針と漢方薬を併用した治療を行い、その治療効果およびメカニズムについて観察した。

Ⅱ. 症例

【患者】

　男性、26歳。X年7月に受診。

【主訴】

　2年間嗅覚がなく、味覚の異常が続いている。

【現病歴】

　X－2年、ストレスがあって高熱が出たあと（当時、病院では風邪と診断）、知らないうちに匂いが分からなくなった。また、味覚も敏感になり、徐々にすべての食品の味をえぐい、また表現ができない味に感じ、特に甘い物を食べると気持ちが悪くなる。食事の量が減り、体重が5kg落ちた。

　X－1年からは耳がかゆく、聴力低下の症状も現れた。鼻水が常に喉の奥から流れ、鼻づまりで常にストレスを強く感じ、また口渇・手のひらに汗をかく。小便は黄色あるいは茶色。大便は5日間に1回で臭い。やる気がなく、疲れてい

るときには視力低下などの症状を伴う。都内の病院を多数受診したが症状の診断がなかなかできず、三重大学医学部附属病院を受診し検査を受け、好酸球性副鼻腔炎だと診断された。医師によると「血液検査の結果で好酸球が正常値よりかなり多く、鼻茸ができていない段階だ」と言われたとのこと。また、貧血・肺活量低下も指摘された。処方された飲み薬を2種類飲み、血中好酸球が正常値まで下がったが症状の改善がないため、当院を知る患者の母親に紹介され、当院での治療を求めた。

【既往歴】

毎年春にひどい花粉症を発症する。また、子どもの頃から神経が敏感で驚きやすい。X−10年から左半身に汗を多くかく。X−5〜6年から、何かをしている間意識が不明という症状が見られた。癲癇や心電図の検査では異常がないといわれたが、その症状がX−3年から2〜3カ月の間に1回の頻度で発症し、来院前の日も発作を起こした。

【所見】

将来の不安や治る自信がないのか、顔に表情がない。病状はほとんど親から説明してもらった。舌が淡白、苔が薄白、脈が弦有力。切診で陽白の圧痛は陽性であった。

【診断】

西洋医学：好酸球性副鼻腔炎。

中医学診断：鼻淵、肝胆熱毒上燻、痰湿瘀血阻滞、久病による気血津液不足型。

【治療原則】

清熱解毒、祛湿化痰、活血通絡、開竅通鼻開胃兼補益気血津液。

【治療方法】

①漢方薬：釣藤散＋山梔子・玄参・辛夷を煎じ薬として1年間投与。このあと、顆粒剤の釣藤散を錠剤の鼻淵丸、田七人参錠剤と麦芽を毎回3種類、1年間投与した。

②鍼治療：週に2回のペースで行った。手法は平補平瀉で、置鍼時間は毎回45分であった。

使用鍼：井穴に0番1寸。曲池・尺沢・血海・足三里・陽陵泉・豊隆に2番2寸。ほかのツボには2番1寸。

なお、当院での治療期間中に医師の判断で投薬治療を中止している。

Ⅲ. 経過

1. 初期の1カ月間の経過

〈第1診〉

患者の過敏な体質を考慮し、まずは治療を受けやすいツボを選ぶことにし、上星・迎香・列欠・合谷・血海・陽陵泉・豊隆・三陰交・行間を取った。

〈第2診〉

症状が明らかな変化は見られない。患者は「鼻の奥から鼻水が多い、イライラする」と発言。

所見：舌の色が改善され淡紅潤を呈し、脈が弦。四白の圧痛が陽性であった。

治療：前回の内容に四白・神門・少商・陰陵泉・内庭を加えて清熱解毒、祛痰通絡、通鼻開竅の効果を強くし、かつ副鼻腔炎を起こす前頭洞の局部（陽白）へ、深さは1分の斜刺を行った。

〈第3診〉

前回治療のあと、鼻奥からの鼻水と鼻閉がなくなったが、埃の多い場所に行ったら鼻水が増えた。また、前日から大便が出やすくなった。このとき患者から「子どもの頃から神経が敏感で驚きやすい」「10年前から左半身に汗が多く、左右対称にならない」「5〜6年前から何かをしている間、意識が不明という症状が気になる」といった話を聞く。

所見：陽白の圧痛が陰性になった。

治療：養陰平肝熄風の曲池・合谷・陽陵泉・三陰交・太渓。同時に袪湿化痰開竅の効果がある列欠・豊隆。また、篩骨洞（しこつどう）に近い部位の印堂、通鼻開竅の効果がある上星・迎香・少商と少衝を取り、鍼をした。

〈第4診〉

　運動したあと、初めて匂いを1回感じた。食べられる食品が増えた。しかしパンからは酸味を感じ、野菜は食べられなかった。鼻水がない、汗を左右両側で同様にかくようになり、イライラが減った。

治療：前回と同様。

〈第5診〉

　大便は2日間で1回。

所見：舌が淡白、苔が薄白。

治療：印堂・肺兪・心兪・膈兪・肝兪・脾兪・腎兪・魄戸・少商と少衝を用いた。

〈第6診、第7診〉

　五診目と同じように治療を行った。

〈第8診〉

　匂いを時に感じるようになり、身体が熱いとき体臭が分かるようになった。味覚が少しずつ戻り、ラーメンの本当の味が瞬間的に分かり、食べられない野菜を食べでも嫌な味がしなかった。

治療：印堂・尺沢・列欠・血海・豊隆・陽陵泉・足三里・太衝・中衝に鍼をした。

　治療を1カ月受けたあと、嗅覚と味覚は3分の1ほど回復したとのこと。また神経が敏感で驚きやすい症状がなくなり、意識不明の症状も出ない。出汗も左右に対称になった。

2. 2カ月以降の経過

【治療方法】

　全身的な体調はよくなったので、嗅覚と味覚を回復する目的で、次に示すようにA群とB群のツボを交替で使用し、鍼治療を行った。

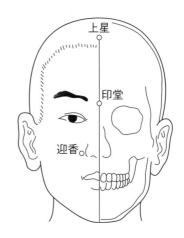

図1　顔面部のツボ

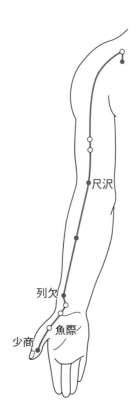

図2　四肢のツボ①

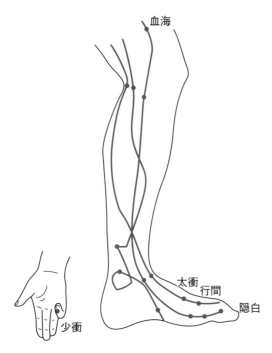

図3 四肢のツボ②

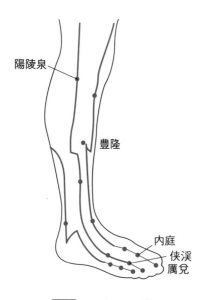

図4 四肢のツボ③

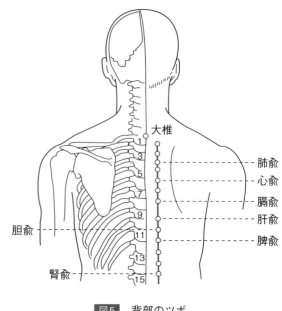

図5 背部のツボ

・A群ツボ

①顔面部のツボ：副鼻腔に近い印堂（篩骨洞と嗅神経）・前額（前頭洞）や頬部（上顎洞）の圧痛点。鼻水・鼻閉・くしゃみに、上星・迎香（図1）。

②四肢のツボ：清熱解毒の行間・侠渓・魚際・内庭。清肺化痰の尺沢・列欠・豊隆。行気活血の陽陵泉・血海・太衝。通鼻開竅と開胃をして、嗅覚と味覚の回復を促進する効果がある少商・少衝・隠白・厲兌（図2、図3、図4）。

・B群ツボ

①背部のツボ：大椎・肺兪・魄戸・心兪・膈兪・胆兪（肝兪）・脾兪・腎兪（図5）。

②通鼻開竅と開胃をして、嗅覚と味覚の回復を促進する効果のある少商・少衝・隠白・厲兌（毎回、少衝・隠白・厲兌のなかから1つを選んだ）。

Ⅳ. 結果

（1）嗅覚の変化

初めて鍼治療を受けてから2カ月後、嗅覚が

半分ほど回復した。治療を続いて4カ月目のある日、お風呂に入っていると鼻から茶碗1杯ほどの大量な赤色、茶色、黒色が混じった分泌物と組織が排出され、患者はその生臭い匂いをよく感じたという。おそらく、今まで副鼻腔と鼻のなかにあった異常な組織がはがれて排出されたものと考える。このように鼻から分泌液と組織が排出されることが半年ほど続いた。

初診から6カ月目の時点でも下水・トイレの匂い（糞・尿）・焦げた匂いは分からず、また洗剤やシャンプーの分類の区別もできなかったが、それ以外の匂いをだんだん濃く感じるようになった。さらに治療を2年半受け続け、徐々に下水・トイレ（糞・尿）と焦げた匂いが分かるように、また洗剤とシャンプーの区別もできるようになった（表1）。

（2）味覚の変化

初めて鍼治療を受けてから2カ月後、今まで

表1 鍼治療と漢方薬併用治療による好酸球性副鼻腔炎患者の嗅覚と味覚の変化

初診からの治療	嗅覚の変化	味覚の変化
2カ月後	嗅覚が半分ほど回復した。具体的には、トマトの香りが完全に分り、養豚場の匂いと灸の匂いも分かったが、ガソリン、豚肉、男女の体臭とトランクの匂いを異臭だと感じる。	おいしく感じる食べ物は半分ほど回復した。食べられるもの：主食のパン・米・麺類や肉・大豆製品・卵の黄身・乳製品。食べられないもの：野菜・果物（嫌な味ではない）・特に魚・甘いもの。しかしトマトとピーマンの味が分かった。
4カ月後	ある日、お風呂に入っているとき、鼻から茶碗1杯ほどの大量な赤い、茶色・黒い異物が排出され、本人はその生臭い匂いをよく感じた。	普通に食べられるようになり生活支障がほとんどなくなった。家でつくった料理に砂糖を入れても問題なく、コンビニの添加物が入っている甘味がだめ。
半年後	下水・トイレの匂い（糞・尿）・焦げ匂いが分からず、洗剤やシャンプーの分類を区別ができない。それ以外の匂いをだんだん濃く感じる。	野菜をおいしく食べられた。食べられなかったカレーも食べられるようになる。ガムと綿飴の甘味が分かった。
1年後	特に変化なし	食べられるもの：パン・米と肉を噛んで甘味を強く感じ、牛乳をおいしく飲める。肉と野菜を多く取っている。食べられないもの：海産物・果物と漬物
1年11カ月後	下水の匂いが分かった。肉・魚の焼く匂いがOK。シャンプーの個別の匂いが分かった。	海産物のエビ・白魚と魚でつくったお菓子を食べられた。果物の飲み物を半分飲めた。
2年後	小便の匂いが分かった。食べ物の香りがさらにする。	果物の柑橘類（甘酸っぱい）・梨・レモン・石榴、野菜のきのこを食べられた。食べられないもの：ケーキなどの甘いもの・青魚。
2年半後	魚・肉・木を焼いた匂いの区別ができる。いろいろなものの本当の香りが分かった。	食品の本当の味を感じた。魚のウィンナー・煮干しラーメンを食べられた。
3年後	焦げ臭い・トイレ（糞）の匂いが分かった。子どものオムツ交換に役立つとのこと。「嗅覚が普通になり治った」と本人が言った。	甘いものをほとんど食べられた。一部、例えばあんこ洋菓子がまだだめだが、健康のために別に食べなくてもよいとも考えられる。やはり生臭い魚類が食べられない。

おいしく感じることができなかった食べ物のうち、半分ほどをおいしく感じられるまで回復した。主食である炭水化物のパン・米、麺類、タンパク質食品の肉、大豆製品、卵の黄身、乳製品を食べることができた。なお、まだ食べられない物としては野菜や果物（嫌な味ではない）などがあり、特に魚と甘い物が食べられなかった。半年後には野菜もおいしく食べることができ、栄養のバランスが取れ、生活支障がほとんどなくなった。それから治療を2年半続け、果物・白魚と一部の甘い物を食べられるようになり、本人はとても満足気であった（表1）。

（3）体質の変化

前述した治療を始めて1カ月後、「神経が敏感で驚きやすい」「発汗は左右で対称にならない」「時々、瞬間的に意識が不明になる」といった症状がなくなった。

また、好酸球性副鼻腔炎の治療により、翌年の花粉症の症状が軽いことも見られた。症状のスコアは（つらくて我慢ができないのを10とする）目のかゆみが例年10であるのに対し、治療後は3〜4、また鼻水が例年10であったのが治療後には5〜6、鼻づまりが例年8から治療後には6となった。花粉症の発症期間も短くなった。治療後2年目の春、マスクをしていなくとも花粉症の症状がほとんど出てなかった。

（4）三重大学医学部附属病院の検査の結果
　　（情報は本人による提供）

①嗅覚テスト

アリナミンテストで治療前、潜伏期間と持続期間とも「0」で、治療開始から5カ月後には普通になった。ほかのテストでも、スコア（10が満点）が治療前2から5カ月後には8になり、11カ月後では9になった。

②味覚テスト

五味およびそれぞれの濃度の検査を受けた。治療前、ほとんど「0」であったのが、治療開始から5カ月後には塩味と酸味に対し正常になり、旨味が7〜8割回復、甘味と苦みが正常でないと診断。11カ月後にはすべての味が9割以上分かったことを確認した。

③検体検査の結果

治療開始から4カ月後、鼻から流れたものについて病院で検査を受けた。結果は異物組織であった。11カ月後、鼻水の検査の結果は正常となった。

④血液検査の結果

患者は最初、三重大学医学部附属病院で1年間、新薬の治療を受けて血液検査の項目が基準値まで下がったが、当院での治療を8カ月間受けてから、白血球分類の各項目の数がさらに次の通り下がった。好中球数が治療前後それぞれ2990/μLと2790/μL。リンパ球が治療前後それぞれ2000/μLと1750/μL。単球が治療前後それぞれ240/μLと220/μL。好酸球が治療前後それぞれ400/μLと280/μL。好塩基球は治療前後それぞれ30/μLと50/μL。

これらの結果から血中好酸球が明らかに下がったことが確認できた（表2）。

V. 考察

好酸球性副鼻腔炎は、両側の鼻の中に多発性の鼻茸ができ、手術をしてもすぐに再発する難治性の慢性副鼻腔炎である。この病気は原因不明で、症状として高度の鼻閉と口呼吸、さらに鼻閉と嗅上皮の障害が進行すると嗅覚障害が生じ、最終的には嗅覚は消失する。嗅覚障害のため風味障害を含めた味覚障害も来し、気管支喘息や好酸球性中耳炎を伴うこともある。病理学的に鼻の中に水ぶくれのような袋の鼻茸がいくつもでき、鼻の中を充満していくのが特徴である。この鼻茸を顕微鏡で調べると好酸球という

免疫細胞が多数認められるので、好酸球性副鼻腔炎という名前がついた。血液検査において血液中に好酸球が多数現れる。鼻の中をCTで撮影すると、目と目の間の部位（篩骨洞）に影が認められ、その影は頬の位置にある上顎洞よりも濃く、重症であることが特徴である。また、試験管での研究によって、好酸球性副鼻腔炎の鼻茸では血液を固める作用が亢進しており、血の塊を溶かす作用が減弱していることが分かっている[2]。

治療については、手術により鼻腔に充満した鼻茸を摘出すると、鼻閉は一時的に改善するが、すぐに再発し、鼻腔を充満していく。今や経口ステロイド以外、有効な治療方法がまた見つかっ

ていない。予後については、経口ステロイドの内服で軽快するが中止すると感染、体調変化などにより増悪し、これを生涯繰り返すことになる。そのため、この病気が国に難病指定とされた[1]。

今回の患者は鼻茸ができていない好酸球性副鼻腔炎であったが、嗅覚と味覚が消失し、西洋薬で血中好酸球が下がったものの、症状の改善ができないためにQOLが低下。体重も5kg減少し、貧血を起こして精神の面でもかなり深刻な状態に陥った。中医学の立場では、この患者はそもそも肝風内動の体質で、高熱により肝胆の火は脳（嗅神経）まで上炎し、熱毒が局部を焼いて気血痰湿鬱阻を起こし、鼻閉・鼻水が見ら

表2 好酸球性副鼻腔炎患者の治療前後の血液検査の結果

検査項目	治療前	治療8カ月後	正常値
白血球数	5.66	5.09	3.3～8.6×10³/μL
赤血球数	5.32	5.48	4.36～5.55×10³/μL
ヘモグロビン量	13.9	14	13.7～16.8g/dL
ヘマトクリット値	44.4	45	40.7～50.1%
血小板数	181	199	158～348×10³/μL
平均血小板容積	10.7	10.1	9.4～12.6fL
PDW	12.4	11.3	9.8～16.1fL
好中球（%）	52.9	54.8	37.0～72.0%
リンパ球（%）	35.3	34.4	20.0～50.0%
単球（%）	4.2	4.3	4.1～10.0%
好酸球（%）	7.1	5.5	0.6～8.3%
好塩基球（%）	0.5	1	0.0～1.3%
RDW-SD	39.9	39.3	39.0～52.3fL
RDW-CV	13.3	13.1	11.9～14.5%
好中球数	2990	2790	1539～5641/μL
リンパ球数	2000	1750	1168～3262/μL
単球数	240	220	217～849/μL
好酸球数	400	280	30～592/μL
好塩基球数	30	50	0～131/μL

れた。肝気は肺と胃を犯して嗅覚と味覚を消失させた。『万病回春』（中国の明時代の成書）には「胆は熱を脳に移し鼻淵となる、鼻淵の者は濁る鼻汁が出て止まらない」と述べられている[3]。

本症例では、取穴のポイントは病因病機に対する肝胆経の清熱解毒の滎穴。祛湿化痰の列欠・豊隆。行気活血の陽陵泉・血海を用いて体質を改善しながら、副鼻腔局部のツボ、特に嗅神経に近い印堂は骨まで刺鍼した。さらに通鼻開竅・醒脾をするため、嗅覚と味覚の回復を促進する効果がある少商（肺は鼻に開竅）・隠白・厲兌（脾は口に開竅）・少衝（心は舌に開竅）を用いた。

その結果、治療開始から半年後には、嗅覚と味覚が明らかに回復し生活に支障がなくなり、QOL向上に役立てることができた。3年後には嗅覚はほぼ完全に回復し、味覚も魚と一部甘い物以外回復した。これからも鍼治療を続け、魚も食べられるよう回復することに期待している。

Ⅵ. まとめ

本稿では、中国針と漢方薬を併用して好酸球性副鼻腔炎患者を3年間治療した1例を報告した。前述した通り、難病指定の好酸球性副鼻腔炎に対し本症例で用いた方法は、①嗅覚と味覚の回復効果があることを示唆している、②清熱解毒、活血化瘀、祛湿化痰（苑陈则除之）によって副鼻腔と鼻腔にある鼻茸の予防および異物組織を排出すること（祛瘀生新）が可能、③患者の血中好酸球・好中球・リンパ球と単球を下げる効果が見られた。したがって、本症例で用いた治療方法は好酸球性副鼻腔炎患者の体内のアレルギー反応と炎症反応を抑える可能性があると考える。今後さらに症例を増やし、研究を続けたい。

【参考文献】
1) 藤枝重治. 好酸球性副鼻腔炎（p.1）. https://www.mhlw.go.jp/file/06-Seisakujouhou-10900000-Kenkoukyoku/0000101107.pdf.
2) 難病情報センター. 好酸球性副鼻腔炎. https://www.nanbyou.or.jp/entry/4537.
3) 龔延賢著, 楊維華整理. 万病回春. 山西科学技術出版社. 2013. p.14.

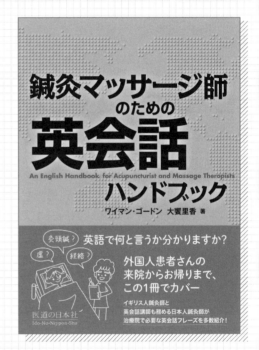
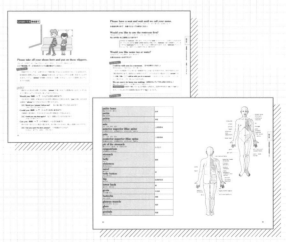

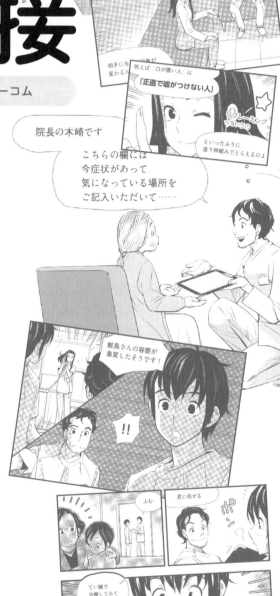

REPORT 01 （北里大学東洋医学総合研究所医史学研究部　加畑聡子氏・報）

第7回鍼灸医学史研究発表会開催

北里大学東洋医学総合研究所と日本内経医学会共催の「鍼灸医学史研究発表会」が1月13日に北里大学白金キャンパス（東京都港区）にて開催された。7回目となる本会は、東洋医学古典および医史学研究の発展と啓発を目的として開催している。今年も文献学、古典理論、生薬学、医学史など幅広い枠組みのなかで、各分野の最前線で研究に取り組む講師陣によって4題の発表が行われた。

左合昌美氏（日本内経医学会）「以字考─酔以入房の解─」では、中国古典における"以"字の用法について、『素問』『霊枢』に見える「酔以入房」の記載を例に挙げて詳細に解釈した。鈴木達彦氏（帝京平成大学薬学部准教授）は「生薬とからだをつなぐ─自然の規範と治療について─」と題して、同タイトルの自著（医道の日本社、2018）の内容に即して、ホリスティックな観点で生薬について論じた。生薬の持つ性質や役割について日中の歴史を踏まえて医古典に依拠して解釈したうえで、人と自然とのあるべきかかわり方について述べた。

長野仁氏（森ノ宮医療大学大学院教授）・富田貴洋氏（鍼灸 湧貴堂院長）は、「『五躰身分抄』と『金袖光義抄』をめぐって─丹波雅忠『医心方拾遺』佚文保存の可能性─」と題して、『五躰身分抄』（13世紀）について、栄西から梶原性全までの関連を指摘し、『医心方拾遺』（11世紀）の佚文が保存される可能性を示した。宮川浩也氏（日本内経医学会会長）の「七情を再考する」では、五志七情説について、古典における定説がないことを指摘し、『素問』『霊枢』に見える記載の字義や用例に基づき詳細な解釈を加え、現代的運用を踏まえた再構築の必要性を提言した。

今年も全国各地から鍼灸学、医学、薬学などの分野における臨床家及び研究者を中心に、107人もの参加者があり、質疑応答では活発な議論、意見交換がなされた。今後も本会が業種や研究領域を超えた学問交流の場となり、医史学研究の発展に寄与することが期待される。

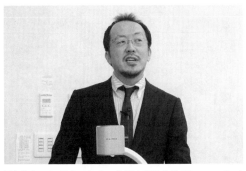

「生薬とからだをつなぐ─自然の規範と治療について─」を発表する鈴木達彦氏

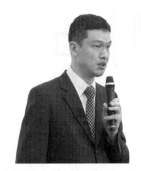

「『五躰身分抄』と『金袖光義抄』をめぐって─丹波雅忠『医心方拾遺』佚文保存の可能性─」を発表する富田貴洋氏

埼玉鍼灸学会
2019年度第4回学術講習会開催

埼玉鍼灸学会は1月26日、埼玉医科大学かわごえクリニック（埼玉県川越市）にて2019年度第4回学術講習会を開催した。テーマは「慢性疼痛に対する頭鍼療法」で、講演とシンポジウムが展開された。

講演1では、YNSA（山元式新頭鍼療法）の創始者として知られる宮崎県の医師、山元敏勝氏（医療法人愛鍼会山元病院理事長）が登場。実技を披露するかたちで、YNSAの治療法を紹介した。YNSAはYamamoto New Scalp Acupunctureの略称で、合谷や頚、上腕などの状態を診て、その診断点に対応した頭部の治療点に刺鍼していく。山元氏は1時間の実技披露において、モデル患者を次々に治療。背部や頚の痛みなどの症状を寛解させ、会場は拍手喝采となった。

続いて、講演2では高橋秀則氏（帝京大学附属池袋クリニック/帝京平成大学健康科学研究科 教授/袖ヶ浦さつき台病院麻酔科）が「神経障害性疼痛に対する頭皮鍼の有用性」について発表を行った。高橋氏は、自身の略歴や鍼治療とのかかわりを述べたあと、神経障害性疼痛の概要、頭皮鍼の効果を示した研究などについて解説。また、頭皮鍼治療を始めとした東洋医学的療法によって下肢疼痛、脱力感などを改善した腰部脊柱管狭窄症の症例を紹介し、疼痛緩和だけでなく麻痺筋の回復に対しても期待できることを示した。講演のあとには、頭皮鍼の実技を披露した。

講演3では、皆川陽一氏（帝京平成大学ヒューマンケア学部鍼灸学科講師）が登壇。「痛みの鎮痛機序から考える頭鍼療法」と題して講演と実技を行った。皆川氏はまず、痛みとは何かという基本について概説。国際疼痛学会の定義を紹介し、痛みには感覚的な体験だけでなく、情動的な体験が含まれると述べた。また、痛みを止めるためには、治療機序を理解したアプローチが重要であると指摘。前頭前野を刺激し、脳の鎮痛機構を正常に働かせることによって、鍼灸の効果をより引き出せるのではないかという考えのもと、治療や研究を進めていることも報告した。

最後にシンポジウムが行われ、高橋氏、皆川氏に加えて、YNSA学会を代表して冨田祥史氏（YNSA学会事務局長）の3人が登壇。会場の鍼灸師や学生らを交えて、頭鍼の効果や可能性について意見交換を展開。盛況のうちに締めくくられた。

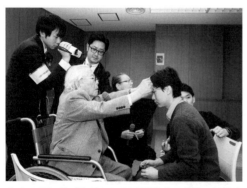

多くの参加者が注目した山元敏勝氏の実技。創始者によるYNSAが披露された

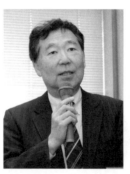

高橋秀則氏は頭皮鍼の有用性について研究や症例をもとに発表

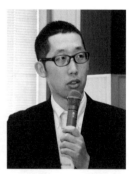

皆川陽一氏は痛みの鎮痛機序から考える頭鍼療法について講演

Care Show Japan 2020で
日本鍼灸師会が体験ブースとセミナー開催

1月28日と29日、東京ビッグサイト青海展示棟にてCare Show Japan 2020が開催された。同イベントは「介護」「医療」「予防・未病」「ヘルステック」に関連する展示商談会で、統合医療展、メディケアフーズ展、介護産業展、保険外サービス展、ヘルスケアIT展などで構成される。今回は介護・医療関係者向けに270社が出展し、統合医療展では14のセミナーが行われた。

公益社団法人日本鍼灸師会（以下、日鍼会）は、統合医療展のブースに出展。鍼灸の治療方法や考え方、日鍼会の災害地でのボランティア活動などを紹介するパネルを掲示した。また、前年と同様に、ブース内に鍼治療の無料体験コーナーを設置。日鍼会所属のスタッフが円皮鍼（パイオネックス）や毫鍼（JSP）を用いて、2日間で180人の来場者を治療した（28日の体験コーナーは東京都鍼灸師会のスタッフが担当）。また、セイリン株式会社と株式会社山正のスタッフによる鍼灸器具の展示も行われた。

29日には、昨年、日鍼会会長に就任した小川卓良氏による「古くて新しい、そして世界で認められたって本当!?　鍼灸って何ができ

る?」と題するセミナーを開催した。小川氏は鍼灸の歴史を概観したうえで、世界における鍼灸の評価、WHOが認めた適応症、鍼灸の効果機序などについて紹介。また、西洋医学と東洋医学の立場の違いを図示し、東洋医学は生を見つめる医療であり、自然治癒力を鼓舞することで症状を改善する本質的な治療であると指摘。「東洋医学は健康維持・増進に有効で、未病の分野で特に強い。ぜひ使ってほしい」と呼びかけた。

体験ブースで来場者への治療を担当した日鍼会の児山俊浩氏（業務執行理事、広報普及委員会委員長、東京オリンピック・パラリンピック委員会委員）は「今回の体験ブースで鍼治療を初めて受けたという方も多い。今年は東京オリンピック・パラリンピックも開催され、認定を受けた鍼灸師が選手村の医療施設で活動する予定。このような活動やイベントを通して、鍼灸をさらに盛り上げていきたい」と意気込んだ。鍼治療を体験した来場者の一人は「歯が痛いので、歯の痛みに効くツボに円皮鍼を貼ってもらいました。今回、初めて鍼を受けてみたので、効果に期待したいですね」と笑顔で感想を述べた。

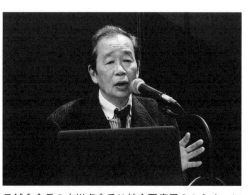

日鍼会会長の小川卓良氏は統合医療展のセミナーに登壇し、鍼灸をPRした

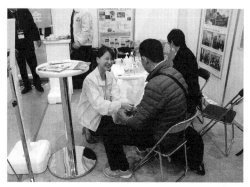

ブースでは来場者が日鍼会スタッフによる鍼治療を体験した

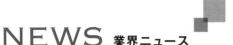
鍼灸師の養成施設、2020年度は1校減　定員合計は昨年度から231人減

————————————●報告

　本誌が調べたところ、2020年度のはり師きゅう師養成施設の新設はない一方で、2020年度の募集を停止する施設が1校あることが分かった。そのほかにも、定員枠を減らした学校が複数あり、はり師きゅう師養成課程の定員合計は231人減少することも分かった（本誌調べ）。

　はりきゅう養成課程定員の推移は表1のように

表1　はりきゅう課程定員推移（晴眼者）

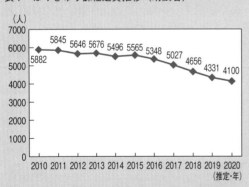

表2　はり師きゅう師養成数推移（晴眼者）

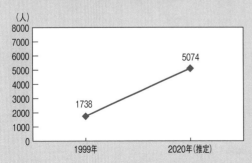

なる。表2のはり師きゅう師養成数とは、表1のはりきゅう課程定員数に、あん摩マッサージ指圧師はり師きゅう師養成課程の定員数（974人）を足したものである（いずれも本誌調べ）。

令和元年度第5回あはき等法推進協議会開催報告

————————————●報告

　あん摩マッサージ指圧師・はり師・きゅう師（以下、あはき師）の関係7団体は1月23日、全鍼師会会館にて、令和元年度第5回あはき等法推進協議会を開催した。

　協議会では「あん摩マッサージ指圧師、はり師、きゅう師及び柔道整復師等の広告に関する検討会」での今後の対応について主に話し合われた。昨年11月14日に行われた同検討会で、いわゆる無資格者の施術について「あはき師、柔整師以外で身体に触れるサービスであって、医業類似行為ではない行為」を「非医業類似行為」と記載する方針について、協議会としては賛同しないとした。「非医業類似行為」に代わる呼称として「国家資格外行為」を提案することを確認。その定義について意見交換がなされた。各団体の意見をまとめて、次回の検討会までに厚生労働省と話し合いを行うとした。

　そのほか、あはきの療養費の受領委任を取り扱う施術管理者の実務研修について、2021年1月からスタートするにあたり、事前にプレテストを実施したほうがよいのではないか、という意見が

上がった。実施費用を見積もりながら、前向きに検討する旨が確認された。

次回は4月20日に開催予定。

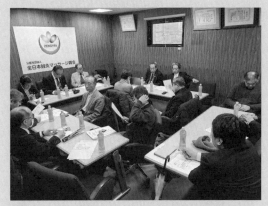

全鍼師会会館で行われたあはき等法推進協議会の様子

■ 全日本鍼灸マッサージ師会主催
「第13回地域健康つくり指導者研修会」

───────────────■ 報告

2月8日、9日の2日間で、東京都の新宿医療専門学校にて、全日本鍼灸マッサージ師会（以下、同会）による「第13回地域健康つくり指導者研修会」が開催された。テーマは「地域健康つくり教室への取り組み」。

1日目には、長嶺芳文氏（同会副会長・財務委員長）による「地域包括ケアシステム新総合事業基礎講座」、朝日山一男氏（同会理事・スポーツ災害対策担当）による運動指導の実演が行われた。その後の初回者研修では、狩野裕治氏（同会業務執行理事・介護委員長）が高齢者の運動指導に際してのリスク管理について解説した。ステップアップ研修では自己紹介を含め、意見交換を行った。

続いて、日名子まき氏（厚生労働省老健局老人保健課介護予防栄養調査官）が「2040年を見据えた介護予防に関する動向」について講演。講演では、「地域の課題は地域で解決する」との気持ちを持った住民主体の地域づくりの必要性が語られ、さまざまな実例の紹介とともに、鍼灸マッサージ師の果たす役割はとても大きいと強調した。

その後のシンポジウムでは、朝日山氏が「介護予防の新たな展開」について、長嶺氏が川口市の取り組みについて、小川眞悟氏（同会業務執行理事・学術委員長）からは、一歩踏み出して実際に行動に移すことの大切さが語られた。

2日目は、「健康つくり教室プログラム作成」をテーマに、参加者全員によるグループワークが行われた。最後に、4人の「地域健康つくり指導者」の認定審査が行われ、全員合格となった。（全日本鍼灸マッサージ師会地域健康つくり委員高野広行氏・報）

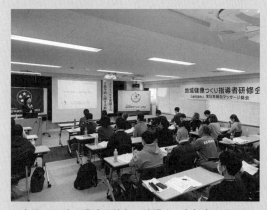

日名子まき氏の講演を熱心に聴講する参加者たち

■ 第8回認定訪問マッサージ師講習会・
認定機能訓練指導員講習会が開催

───────────────■ 報告

2月1日から2日にかけて、東京医療福祉専門学校で第8回認定訪問マッサージ師講習会・認定機能訓練指導員講習会が開催された。この講習会は、昨年11月23日、24日の「基礎講義」に続くもので、今回は2日間にわたって「実技講義」が行われた。

認定訪問マッサージ師講習会は、療養費を取り扱う訪問マッサージについて、基礎から最新情報までを学ぶ場として定着してきたが、今年度の第8回からは新たに機能訓練指導員に関す

る講習が追加された。

主催はマッサージ等将来研究会。第7回までは全日本鍼灸マッサージ師会、日本あん摩マッサージ指圧師会、日本視覚障害者団体連合、全国病院理学療法協会、東洋療法学校協会、日本理療科教員連盟、日本東洋医学系物理療法学会の合同講習だったが、第8回から新たに日本鍼灸師会も後援に加わっている。

今回の「実技講義」における主なプログラムは、身体機能評価や機能回復訓練などについて座学で学んだあと、認定訪問マッサージ師と機能訓練指導員それぞれに組まれた実技講習を展開。変形徒手矯正法やマッサージ法、機能回復訓練、高齢者の体力測定などについて講師の指導のもとに学習を行った。

昨年11月の「基礎講義」および今回の「実技講義」を修了し、課題に合格した受講者には東洋療法研修試験財団から「認定訪問マッサージ師」認定証が、東洋療法将来研究会から「認定機能訓練指導員」認定証が、それぞれ発行される。

なお、2021年度には本講習会の第9回目が実施される。新卒者（主に東洋療法学校協会加盟校の卒業者）には割引を設け、若い世代の積極的な受講を呼びかけている。日程や受講料などの詳細は、下記まで問い合せいただきたい。

【問い合わせ先】
東洋療法将来研究会　認定講習会事務局
（埼玉県鍼灸マッサージ師会事務所内）
TEL：070-6454-9541（平日9〜12時、13〜16時）

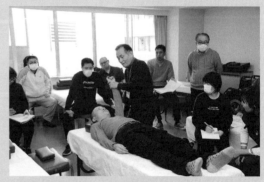

認定訪問マッサージ師講習会の実技講習

お詫びと訂正

小誌2019年2月号におきまして、以下の誤りがありました。お詫びして訂正いたします。

○2020年学会・研究会・シンポジウム一覧
　p.248

　誤：日本プライマリ・ケア連合学会
　　　5月17-19日、京都・国立京都国際会館

　正：日本プライマリ・ケア連合学会
　　　5月29-31日、広島国際会議場／リーガロイヤルホテル広島

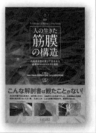

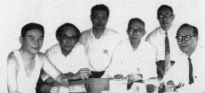

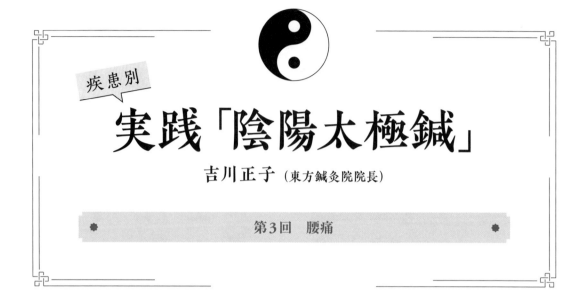

疾患別

実践「陰陽太極鍼」

吉川正子（東方鍼灸院院長）

第3回　腰痛

1. 腰痛の治療

　第3回では、腰痛の治療を取り上げる。腰痛に限らず、どこかが痛いということは「不通則痛、通則不痛」（通じざれば痛み、通じれば痛まず）ということであり、経脈が通じない原因が何かを考える必要がある。人体には経脈があり、そこには気血が流れ、その状態は時々刻々と変化をしていく。陰陽太極鍼では、腰痛であっても腰に限定した治療を行うのではなく、全身の陰陽のバランスを整える治療を行う。したがって、第1回で説明した基本的な施術の流れに変わりはない。

2. 東洋医学は腰痛をどうとらえ
　　治療するのか

　「腰は腎の府」といわれるように、腎は生命の源であり、その気が虚すと腰が痛むと考える。さらに、腎と表裏関係にある膀胱（経）にもその影響が現れる。
　中医学では、腰痛を「寒湿腰痛」「湿熱腰痛」「気滞腰痛」「瘀血腰痛」「腎虚腰痛」などに分類して

いる。一方、『黄帝内経素問』刺腰痛篇には、膀胱経の腰痛、胆経の腰痛、胃経の腰痛、腎経の腰痛、肝経の腰痛について、それぞれの治法が書かれている。ところが、なぜかそこには脾経の腰痛の記述が見当たらない。

　私のこれまでの臨床経験では、腰痛のなかでは、「湿」すなわち脾に関連した腰痛が特に多いように感じる。その点では、中医学の分類のほうが私には明解で、『素問』に脾経腰痛の明示的な記述がないことは非常に意外であった。陰陽太極鍼はこれらの腰痛に対応できるが、なかでも脾経腰痛の治療では陰陽太極鍼のユニークな特長が表れるので興味深い。

　四総穴の「腰背は委中に求む」といった鍼灸の定石を応用したり、腰痛に効果のある手背の鍼、耳鍼、頭皮鍼などを用いても効果的だが、局所や特効穴だけに気を取られて全体を見失わぬようにし、全身の陰陽のバランスを整える東洋医学本来の治療を行うことが大切と考える。

3. 治療の手順

　前述した通り、腰痛の治療も陰陽太極鍼の手

表1　診察のポイントと治療のヒント

運動分析	
前屈痛	膀胱経
背屈痛	胃経
側屈痛・捻転痛	胆経
痛みの種類	
刺痛	血瘀、心の血液循環のコントロール異常
重痛	脾の働きの低下
移動痛	気滞、風証
寒痛	温法の適用
熱痛	清熱法の適用、虚熱は滋陰
急性・慢性の別	
急性	瀉法
慢性	本虚標実から臓腑の虚を補う

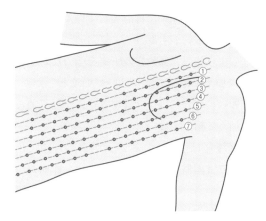

図1　1～7行線のイメージ

順に従うのが基本である。ただ、腰痛の場合、腹臥位や背臥位などの姿勢を取れない患者もいるので、側臥位や座位など、患者が可能な姿勢で診察・施術を進める。問診、舌診に続き、首周六合、募穴、腓腹筋の圧痛を調べ、異常のある経絡・臓腑を絞り込んでいく。姿勢の関係でできない診察はあきらめる。脈診が得意な術者は脈診を加えるとよい。

　大事なことは、異常が起きている経絡・臓腑を多様な診察を用いて可能な限り漏らさずに見つけていくことである。このとき、八綱、臓腑、経絡などの各種弁証法を駆使して病の発症のプロセスについて考えることも大切である。また、運動分析、痛みの種類、急性・慢性の別なども参考にする（表1）。

　異常のある経絡を探す際には、主訴の痛みがある部位を通る経絡を取り上げるので、腰痛の場合は膀胱経となることが多いだろう。それでも、ほかの経絡に影響が及んでいることもあり得るので、一連の診察を駆使して探し出す。

　診察に続いて十二経脈の手足の要穴を切経して開穴（反応のある経穴）を見つけ、補瀉の鍼（王不留行、または皮内鍼の貼付）を行う。この時点でほとんどの診察点の反応が軽減あるいは消失しているのが理想である。主訴の軽減や消失も認められればなおさらよい。そうでなくても次の腹臥位での治療に移る。

　臓腑の名前のついた背部兪穴（1行線上）を肺兪から順に確認し、圧痛のあるところを探し治療する。治療は基本的に圧痛のある側とは反対側の兪穴に行う（まれに同側の場合もある）。このとき、背部兪穴の効能はどこも横並びになっているので、単純に反対側の1行線上の兪穴の位置だけでなく、その内側または外側に開穴がないか探す。左脾兪を圧痛点の例にとると、右の華佗夾脊穴、右脾兪（1行線）、右意舎（2行線）、あるいはさらにその外側を探す。当院では、外側は7～8行線くらいまで使用している。長年の臨床から、病が慢性であるほど、外側に開穴が出る傾向にあることが分かっている（図1）。

　開穴が分かったら、背臥位のときと同様に補瀉を確認して鍼をし（瀉の場合は、皮内鍼を膀胱経の流れに逆らう向き、つまり頭の方向に向けて貼付）、圧痛の軽減・消失を確認する。さ

らに、主訴も軽減または消失していることを確認して治療を終了する。

このように、背部兪穴の圧痛をその反対側の兪穴に加えた治療で取り除いていくわけだが、脾経腰痛の場合には少々異なる選穴が効果的なので加えて紹介する。

脾経腰痛は主訴の痛みが大腸兪の近辺に出る。痛みは両側に出る場合もあれば、片側だけの場合もある。片側だけのときは反対側の大腸兪などの兪穴で治療しても効果的だが、反対側の脾兪を調べると開穴が見つかることがあるので、そこを治療すると局所（反対側の大腸兪）の痛みを取ることができる。これは、陽明大腸経と太陰脾経が同名経の表裏関係（2020年1月号参照）にあるからと考えられる。また、主訴の圧痛がある部位の反対側を治療して左右のバランスも調整している。

そのほかに、腰痛で来院する患者で、その症状が坐骨神経痛のものであったり、小野寺殿部圧痛点の痛みである場合には、痛みのある側とは反対の胃兪に開穴が現れることがあり、有効な治療点となる。これも臨床から得られた大事な経験則である。

それでは、実際の症例を紹介する。症例中、経穴名のみの表示は補の鍼（王不留行の貼付）を、経穴名に（－）の表示は瀉の鍼（流注の逆方向に皮内鍼を貼付）を行ったことを意味し、またL、Rはそれぞれ左、右を表す。

4. 症例

（1）腰痛症と湿疹を訴える患者の症例（図2）

【患者】

60代、男性。

【主訴】

腰痛（20年以上前に物が上から落ちてきて右

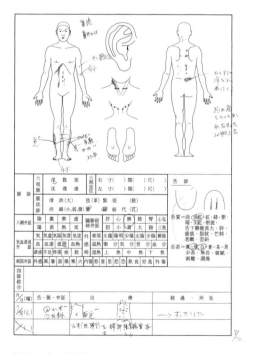

図2　症例1のカルテ（左：表面、右：裏面）

大腸兪付近にぶつかり、その部位に水が溜まった。現在も無理をすると、その部位が痛だるくなり、腰が曲がってくる）。

【その他所見】

湿疹（30年前より。下腿外側に小さなイボ多数。痒みあり）。

【既往歴】

蓄膿（3年前に検査で発覚）。

【問診時の特記事項】

体質：寒がり。

服薬：アレグラ錠（湿疹のため3年前より）。

【診察】

〈初診〉

脈診：浮、濡、緩。

舌診：舌質淡、舌下静脈怒張、白苔厚。

募穴診：中脘（胃）、下脘（脾）、R不容～大巨（胃）、L肓兪（腎）、右季肋部（肝、胆）に押圧痛。

背部兪穴診：R肺兪、R心兪、R胆兪、R脾兪、R胃兪、R腎兪、R大腸兪に押圧痛。

その他：左上腕に少し違和感。

腓腹筋診：両上（脾）中（腎）。外側に小さなイボ多数。

首周六合診：R天窓（小腸）に押圧痛。

気血津液弁証：血瘀。

臓腑経絡弁証：脾。

【治療】

〈初診〉

背臥位での治療：L尺沢、勇泉（－）、光明（－）。また、左耳穴（胆、脾、腎）。

腹臥位での治療：L肺兪、L神堂、陽綱、意舎、L脾兪、L胃兪、L志室。治療後、背部の押圧痛改善。「すっきりした」とのこと。

【経過】

〈2日後〉

問診：腰が楽になった。

舌診：舌尖やや紅。白苔厚。

腓腹筋診：両上（脾）、中（腎）、下（肝）。

首周六合診：LR扶突（大腸）、LR天窓、LR翳風。

背臥位での治療：L孔最、郄門、竅陰、L内至陰（－）。

腹臥位での治療：L胆兪、L脾兪、L意舎、L腎兪。また、R胆兪に温灸。

〈4日後〉

問診：腰がよい感じがする。左肩腕をひねったようで痛みがある。

舌診：舌尖紅。

首周六合診：R扶突、L天窓。

背臥位での治療：少海、L中府、行間（－）、隠白、竅陰。また、百会にローラー鍼。また、左耳穴（胃、神門）。

腹臥位での治療：L陽綱。

〈9日後〉

問診：腰がよい（ほか、下腿外側の湿疹改善）。左肩腕痛。

舌診：白苔厚。

首周六合診：天窓。

背臥位での治療：隠白、行間（－）、湧泉（－）、L内至陰（－）、R曲池、R王穴、RL竅陰（－）。

腹臥位での治療：L心兪、L膈兪。また、R腎兪に温灸。

〈18日後〉

問診：調子がよい、腰が痛まない（ほか、湿疹大幅改善）。左肩腕が改善。

舌診：淡紅舌、舌苔白。

脈診：尺浮。

背臥位での治療：L曲沢、R王穴、R照海、L湧泉、L束骨。また、耳穴（胆、脾、腎）。

腹臥位での治療：胆兪、L腎兪。

　この症例は筆者が治療したものである。募穴診は、脾、胃、腎、肝胆の異常を示唆していた。背部兪穴の治療では、原則として圧痛のあった兪穴の反対側に開穴がないか探し、見つかったら補瀉を確認して治療を行う。この例では、い

ずれも反対側に補の治療をしている。

　この患者は、4カ月間の来院期間中、腰は早々によくなり、湿疹も数回の治療で痒くなくなったとのこと。陰陽のバランスを整えることに主眼を置く陰陽太極鍼治療では、主訴以外の広範な症状に対して効果を発揮できることが大きな強みである。

（2）腰痛、後頚部痛、股関節痛の患者への治療（図3）

【患者】

30代、女性。

【主訴】

腰痛（来院当日の朝、重いものを持ってぎっくり腰を発症したが、過去に何度も発症経験あり。後方に反ると痛む）。左股関節痛（1カ月ほど前から、時々ずきっと痛む）。後頚部痛（1カ月ほど前から、上を向くと痛い）。

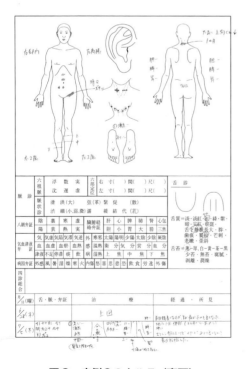

図3　症例2のカルテ（裏面）

【その他所見】

　手足に冷えがあり、便秘気味。よく眠れるが多夢。右耳に耳鳴り（かなり昔から）。血圧は低めで、白樺の花粉症あり。

【問診時の特記事項】

体質：寒がり。

服薬：小建中湯（ツムラ）。

【診察】

〈初診〉

舌診：やや紅舌、舌下静脈怒張、裂紋。

募穴診：中脘（胃）、下脘（脾）、関元（小腸）、R大巨（小腸）に押圧痛。

背部兪穴診：RL胆兪、RL脾兪、RL胃兪に押圧痛。

腓腹筋診：右中（腎）、右下（肝）、左上（脾）、左中（腎）。

首周六合診：R扶突（大腸）、RL風池（胆）、RL天柱（膀胱）に押圧痛。

〈第2診〉

舌診：やや紅舌、舌下静脈怒張、裂紋。

腓腹筋診：右中（腎）、左上（脾）、左中（腎）。

募穴診：巨闕（心）、中脘（胃）、下脘（脾）、石門（三焦）、中極（膀胱）、R天枢（大腸）、R大巨（小腸）、R肓兪（腎）、L肓兪（腎）に押圧痛。

首周六合診：L扶突（大腸）に押圧痛。

【治療】

〈初診〉

背臥位での治療：R郄門、L商陽、RL第2厲兌、RL湧泉（−）、RL足心（−）※。

腹臥位での治療：RL胆兪、RL脾兪、RL胃兪に（−）。

腰痛、首の痛みともに改善したとのこと。

※足心は胃、胃経の反応。

〈第2診〉

背臥位での治療：L四瀆、R四瀆（−）、R支正（−）、RL築賓と陰谷の間、RL足心（−）、RL

湧泉、RL水泉、RL中都（−）。

腹臥位での治療：R肺兪（−）、R脾兪（−）、R胃兪（−）、L膵兪（−）※、L脾兪（−）、L胃兪（−）、L三焦兪（−）。また、胃兪に温灸。

※膵兪は膈兪と肝兪の間の兪穴。

【経過】

　この患者の治療は研修生が行った。上記の腰痛を主訴とし初診を含めて5回来院したが、初診後に腰と首の痛みが改善し、第2診までで当初の主訴はほぼ改善したようだ。股関節痛について

は時々痛むということで、特にそれ以上の言及はなかった。残る3回は便秘、腕や手指の痛み、湿疹など、腰痛以外の症状を中心とした治療が中心であった。

　症状がよくなってしばらくしてから、「鍼をしていたときのほうが身体の調子がよい」といって、定期的に身体のメンテナンスのため通院するようになった。陰陽太極鍼が広範な体調維持に効果があったと考える一例である。

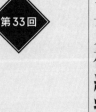

経穴の主治を生かせる

池田政一の臨床

漢方池田塾主宰
池田政一（いけだ・まさかず）

第33回

三叉神経痛の治療

1. はじめに

　令和2年になった。相変わらず温暖な気候。そのためか前号で述べたような温病が多いようである。冬だから冬温の毒という。気になったので温病に関する書物を開いてみた。『温熱論』『温病条弁』などである。そのなかに冬温も温病として治療すると出ていた。勉強不足である。

　最近はインフルエンザも流行しているようだが、それ以外にも咳、咽喉痛を訴える患者が多くなっている。多くは肝虚脾実証として治療するが、なかには脾虚で肺に熱をもっている人がいる。このようなとき、肺炎になっていないかを診ることが大切である。特に高齢になると簡単に肺炎を起こすことがある。これらの治療や見つけ方は前回までに記した。参照していただきたい。

2. 症例

　私のところは熱病患者だけが来るのではない。久しぶりに頑固な三叉神経痛の患者が来たので、今回はこれについて述べてみたい。

　元旦に電話があり、「治療していますか」と聞くので、残念ながら治療は6日からですとお断りした。急性病なら治療してもよかったのだが、あっさり引き下がった。そうして1月6日の朝、親子3人で治療に来た。

　ご主人は75歳、左坐骨神経痛が主訴。連れて来た娘さんは腰痛と肩こり。そうして、そのお母さんが三叉神経痛である。

①三叉神経痛
【患者】
　75歳の婦人。現在は無職だが、若い頃はご主人の仕事（建築関係）を手伝っていた。
【既往症】
　肝嚢胞が100個ほどもできていて、炎症を起こし、時々入院する。破裂したときは

緊急入院することになっている。

2年前に急性膵炎で入院。1年前に肝内胆管炎。これ以前に胆石の除去手術を受けている。高血圧症で薬を服用している。

【主訴】

9年前に三叉神経痛の手術を受けたが、治らなかった。鎮痛剤などでごまかしていたが、再度の手術はできないからと放射線治療を受けた。それでも治っていない。左下顎部から下の歯にかけて発作的に刺すような痛みが走る。典型的な三叉神経第3枝痛である。

【望診】

目や耳の形から肝虚陰虚体質だと思われた。それで問うた結果が以下のような内容である。

少し痩せてはいるが、もともと肝っ玉母さんという感じで、仕事をしていた頃は酒も飲み、若い者たちにも頼られていた。そうして何事も徹底的にやってしまわないと気がすまない性格である。このような体質者は肩をこらせて顔面神経麻痺や三叉神経痛になりやすい。

【問診】

肩こり、足の冷え、便秘、不眠などがある。

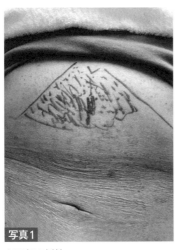

写真1

心下部の抵抗

食欲はある。

【腹診】

写真のように心下部に抵抗がある。これは肝嚢胞のためだとのことであったが、ここまで腫れているのは珍しい。古典医術からいうと心積である。天枢以下は軟らかい（写真1）。

【脈診】

全体の脈は弦で数である。

左寸口は実。これで高血圧があることが分かる。左関上は実。これは肝嚢胞のためかもしれない。左尺中は虚。これは年齢的なものかもしれない。

右寸口は実ではないが力がある。これは肺の陰虚熱がある。肺炎の心配はないが乾燥性の咳が出ていることがある。しかし、この人の場合は、咳はないから単なる気の上昇（のぼせ）であろう。この状態でも血圧は高くなる。

【治療】

なかなかの難病である。単に三叉神経痛だけであれば治しやすいが、いろいろな病気の既往症があり、現在も血圧が高く、肝嚢胞があり、不眠もある。高齢者の不眠は難治のものが多いのである。

あるとき「先生、そんなことより神経痛だけ治してくれればよいのに」と言った患者がいた。確かに患者はそのように考えるのかもしれないが、高血圧症、糖尿病などがあれば、それを無視して治療することなどできないのである。

＜腹部の治療＞

切皮程度で不容と中脘に置鍼。鍼は寸3の0番。

＜顔面の治療＞

翳風、聴宮、攅竹、懸顱に同じように置鍼。

＜足の治療＞

足が冷えるのと不眠のことを考えて三陰

交の灸頭鍼。

＜背部の治療＞

天柱、風池、天容、天牖、肩外兪、肩中兪、膏肓、膈兪、肝兪、腎兪、飛揚、附陽に切皮程度の置鍼。腹背部とも置鍼は20分程度である。

＜本治法＞

脈に従って肺虚肝実証とし、行間を寫法、復溜を補った。

【経過】

＜1月7日＞

治療した翌日である。昨夜は夜中の2時頃から熟睡したとのことであった。腹背部は同じような治療だが、本治法だけは脾虚肝実証とし、大陵、太白の補法と行間、足臨泣の寫法とした。脈が脾虚になっていると判断したためである。

＜1月8日＞

三叉神経の痛みはまだあるが、発作の回数が少なくなったとのことであった。また朝4時までぐっすり眠れたのでふらつきがないという。ふらつきのことは聞いていなかった。問診不足である。

前日と同じような治療をしたが、翳風から下歯に向けて寸6の5番鍼を深く刺入した。

＜1月9日＞

昨夜は眠れなかった。歯の痛みはあるが回数は減っている。同じ治療を行う。

＜1月10日＞

昨日は下顎部が痛くて大変だった。あの深い鍼が悪いのではないかという。こういう患者は嫌いだけど、説明しないといけない。

長い間肩がこっていたための三叉神経痛だし、手術しても放射線でも治らなかったのだから、頚部から肩背部にかけてのこりが激しい。それをほぐすために荒療治も必

要なんだと。明日から快方に向かうとも付け加えた。

この日から脈が肝虚証に変わってきた。本来、三叉神経痛は肝虚陰虚熱証のことが多いのだから、自然な状態に変わったと考えた。

＜1月11日＞

昨夜は夕方の6時頃に下顎部が痛んだが、そのあとは痛まなかった。夜も熟睡できたという。

腹背部の治療は同じだが、本治法は前日と同様に陰谷、曲泉、大敦、湧泉の補法。

＜1月14日＞

2連休を経て、この日。さて、どんな顔をしてくるかと思っていたらニコニコ顔である。歯の痛みがなくなったという。ただし、翳風や天容あたりが引きつることはある。以上のような結果なので安心した。

引き続いて1月18日まで治療を続け、三叉神経の痛みは出ていない。翌週からは週に2回治療に来ることになった。

実は帰郷していた娘さんが車で連れてきていたので、両親だけだと毎日は来られないという。それでよいことにした。まだ治療しないと完治しないであろう。

【反省点】

すでに記したように、高血圧か不眠のためか、ふらつきがあったことを聞いていなかった。問診不足は案外にある。気をつけないといけない。

治療で翳風から下歯に向けて深く刺鍼した。これによって三叉神経痛を治したことがあるので、それを試したわけだが、本人にも説明したように、慢性化して天柱、風池、翳風、天容、天牖あたりのこりが激しいため、これを取りたいためでもあった。治療後に一時的に痛みが増したが、これは瞑眩ともいうべきもので、治る前兆と考え

た。いうなれば、一度壊してから立て直す
ような治療である。

なお、書き漏らしたが、肩井にも刺鍼し
た。このときに杉山流でいうところの釣り
針に魚がかかったときのような筋肉の反応
があった。これがあると即座に治ることが
ある。これも効果があったと思われる。

なお漢方薬は清上蠲痛湯（K社のエキス
剤）を服用してもらうことにした。

②左坐骨神経痛
【患者】

三叉神経痛の患者のご主人。無職。趣味
で毎日釣りに行っている。78歳。
【主訴】

左胆経の痛み。数日前に急性の腰痛を発
症し、そのあとから左殿部から大腿部の胆
経が痛み始めた。最初は自発痛があったが、
今は運動痛のみである。左肩関節も痛む。
糖尿病の治療中。
【望診】

小柄で痩せている。
【問診】

大小便や食欲に変化はないが酒を毎晩飲

んでいる。血糖値は薬を服用しているため
に安定している。それはそうだろうが、薬
を飲みながら酒を飲まなくてもと思ったが、
これは口には出さない。
【脈診】

全体に弱。肝虚陽虚寒証である。
【治療】

太渓、太衝の補法。胆経の風市に最も圧
痛が強かったので、ここに透熱灸50壮。糖
尿病があると神経痛は治りにくいのだが、
これを続けて良好である。

3. まとめ

今回は症例を中心にした。ちなみに、患
者を連れて来た娘さんは48歳。腰痛が主
訴だった。これは腎虚証として治療して快
調になった。この患者は山口県から里帰り
していて、両親を連れて来たのである。昔、
私が小児鍼をしたのを覚えていて、それで
来たらしい。40年も前のことである。私は
すっかり忘れていた。

第25回

はり師よ、上工を目指せ
『霊枢』九鍼十二原篇①

日本内経医学会会長／鶯谷書院主宰

宮川浩也（みやかわ・こうや）

今回のポイント

---

❶ 上工が守る神とは、症状が出ていなくても、病気のかすかな兆候を見つけて治療すること

❷ 見つける方法は望診（神技）

❸ 粗工が守る形とは、症状。粗工は症状が出てから治療する

粗工と上工

『黄帝内経』の時代は、1人の治療家がどのような病気にも対応していたようです。慢性症だけでなく急性症にも対応し、緊急症にも細心の注意を払っていました。

緊急症は、「死不治」（死す。治せざれ）といっています。死証であるから治療してはならない、という意味です。たとえば『霊枢』厥病では、くも膜下出血を「真頭痛」と称し、「死す。治せざれ」といい、心筋梗塞を「真心痛」と称し、「旦に発すれば夕べに死し、夕べに発すれば旦に死す」（朝方に心痛が起これば夕方に死亡し、夕方に起これば明朝に死亡する）といっています。また、『素問』玉機真蔵論では、脈診で「真蔵の脈」が発現すれば死証な

ので、やはり「死す。治せざれ」といっています。現代の医学から見れば稚拙かもしれませんが、病気の鑑別を真剣に行っていました。

突然に発症し、罹患期間が短い急性症は、『内経』では感染症（流行性感冒、マラリヤ、皮膚感染症など）や、急性腹症に対する鑑別が見られます。手遅れにならないようにと、素早い判断と速やかな治療が行われていました。

緩やかに発症し、罹患期間が長い慢性症は、じっくりと診察し、じっくり治療し、焦らずに癒えるのを待ちます。現在の私たち（鍼灸師）は、この慢性症を治療する機会が多いので、どうしても緊急症・急性症を忘れがちになりますが、緊急症に遭遇しないわけでもないし、急性症にもしばしば出会います。私たちが緊急症を見逃せば患者さんを不幸にするし、急性症を見落とせば患者さんを困窮させるでしょう。仮に腰痛だとしても、いきなり

何経の腰痛か、何蔵の腰痛かと決めつけないで、緊急症の可能性はないか、急性症ではないか、慎重かつ緊迫感を持って診察しなければなりません。

今回の「はり師よ、上工を目指せ」は、家本誠一著『霊枢訳注』（医道の日本社）の九鍼十二原篇（第2章）を対象としました。

この章の中で粗工と上工の違いを指摘していますから、鍼治療は相当に進化して、幅と奥行きが出ていると思われます。「はり師よ、……」と題したのは、この章が「小鍼の要」で書き始められているからです。大ざっぱな「砭石」に対して、細心な鍼を「小鍼」といい、九鍼を指しています。

九鍼を使いこなすには特別な注意、細心さが必要です。たとえば鈹鍼は外科のメスに相当し、皮膚の癰（良性のでき物）や疽（悪性のでき物）を切開して排膿する鍼です。切り開くという技術だけでなく、癰・疽の状態や経過を評価して、どれぐらい切るか（深さと広さ）、いつ切るか（切るタイミング）、予後はどうなのかなどを決定しなければなりません。

鋒鍼は悪い血を排除する鍼ですが、どこからどれぐらい出血させるかなど、判断が必要です。長鍼は文字通り長い鍼ですが、慎重に刺しすすめなければ、深部の血管や神経を損なうでしょう。これらの鍼は、使い方を誤れば症状を悪化させ、死亡させる可能性があります。なので毫鍼とは違った注意深さが求められます。

この章は、九鍼を多用している『素問』刺熱篇・刺瘧篇、『霊枢』熱病篇などから推しはかるに、熱病（有熱性疾患）の治療を前提として書かれているようです。さらに熱病の経過に言及している『霊枢』逆順篇を整理してみると、潜伏期間、前駆症、主要症状、寛解期に類する表現がみられますので、この熱病は流行性感冒を指すものと考えられます。

流行性感冒の治療が前提とすれば、慢性病の治療とは別の能力が必要になります。たとえば、①緊迫感を持ち、②素早く判断し、③的確に行動し、④全力を投入できる、というような能力です。このようなことを下地に上工と粗工の能力を考えてみたいと思います。

原文の記載は、次の通りです。

①「粗守形、上守神」（粗工は「形」を守り、上工は「神」を守る）

②「粗守関、上守機」（粗工は「関」を守り、上工は「機」を守る）

③「粗之闇乎、妙哉工独有之」（粗工は「闇」であり、上工は「独り有」している）

ごくありふれた漢字が使われていますので、どのようにでも解釈できます。それゆえに解説書ごとに内容が異なります。どれが正解かは、九鍼十二原篇を書いた本人に聞いてみるしかありません。

● ● ●

熱病の推移

まず、熱病の経過に触れている『霊枢』逆順篇から見ていきましょう。

原文	上工刺其未生者也。其次刺其未盛者也。其次刺其已衰者也。下工刺其方襲者也。
和訓	上工は其の未生のものを刺すなり。其の次は其の未盛のものを刺すなり。其の次は其の已衰のものを刺すなり。下工は其の方襲のものを刺すなり。

上工は未生期に治療し、その次は未盛期に治療し、その次は已衰期に治療し、下工は方襲期に治療する。

　上工の治療ですから「未生」が治療に最適な時期で、下工が治療する「方襲」は最悪の時期であることがわかります。理想は上工、できれば次工、やむを得ず次々工、避けたいのが下工ということになります。

　「未生」とは、まだ（未）症状が出ていない（生）という意味です。症状が出ていない潜伏期間に相当します。

　『素問』八正神明論に「上工は其の萌牙を救う」（上工は病気の前兆を見つけて治療する）とあり、この「萌牙」が「未生」と同じ意味です。また『素問』刺熱篇に「病未だ発せずといえども、赤色を見て之を刺す。名づけて未病を治すと曰う」（自覚症状が出ていない時期に、顔面の赤みを見つけて、早めに治療することを、未病に治療するという）とありますが、「未だ発せず（未発）」は「未だ生ぜず（未生）」と同じ意味です。

　ちなみに、発症を未然に防ごうというのは、兵家思想で「防微杜漸思想」[1]といいます。ささいな（微）の段階で防ぎ、きざし（漸）の段階で塞ぎ止める（杜ぐ）という意味です。九鍼十二原篇が兵家思想の影響を受けていることがわかります。

　「未成」とは、まだ（未）盛んではない（成）という意味です。前駆症（倦怠感・食欲不振・感冒様症状など）が出る時期です。

　『素問』陰陽応象大論では「病の始めて起るや、刺して已やすべし」（病気の初期は鍼刺して治療すべきである）といっています。具体的には、『素問』刺熱篇に「心熱病は、先ず楽しまず、数日して熱す。熱争えば、卒かに

心痛し、煩悶し、善く嘔し、頭痛し、面赤く、汗無し」（心熱病は、先ず気分が浮かれず、数日して発熱する。熱がせめぎあえば、急に心痛し、悪心し、嘔吐し、頭痛し、顔面が紅潮し、汗が出ない）とあります。この中の「先ず楽しまず、数日して熱す」が前駆症を指し、「熱争えば〜」が主要症状を指しています。熱病の経過を、きちんと観察していることがわかります。

　「方襲」とは、まさに（方）盛んである（襲＝龐）という意味です。主要症状（発熱・頭痛・食欲不振など）が出ている期間です。『素問』八正神明論に「下工は其の已に成んなるを救う」（下工はすでに病勢が盛んになってしまってから治療する）というように、下工は「方襲」に手を出してしまうのです。

　「已衰」とは、すでに（已）病勢が衰えている（衰）時期です。緩解期に当たります。

　『素問』陰陽応象大論に「其の盛なるや、衰うを待ちて已やすべし」（病勢が盛んなときは、勢いが衰えるのを待ってから治療すべきである）とあります。また、『霊枢』逆順篇にも「其の盛んなるや、敢えて毀傷するなかれ。其の已衰を刺さば、事は必ず大いに昌し」（病勢が盛んであれば、損傷するような治療をしてはならない。已衰を待って治療するのが、道理にかなった職務である）とあります。「方襲」だったら手は出さないで、「已衰」を待って治療するのが道理にかなった治療なのです。悪化するだろう時期と、治りやすい時期があることは、すでによく知られていたようです。冷静に病気を見つめている姿が彷彿とします。何にでも手を出すのは粗工なのです。

　以上をまとめると、次のようになります（表1）。

表1

未生	上工	潜伏期：まだ症状が出ていない。兆候を見つけて早めに対処する。
未盛	次工	前駆症状：症状が出たらすぐに治療する。
方襲	下工	主要症状：病勢が盛んな時期。治療は避けたい。
已衰	次々工	寛解期：病勢が衰えてからの治療。ぶり返すことがあるので慎重に治療する。

この視点で、上工の3つの能力「神をみよ」「機をみよ」「往来を知れ」を考えてみましょう。

●●●

1. 神をみよ

> **原文** 小鍼之要、易陳而難入。粗守形、上守神。
>
> **和訓** 小鍼の要は、陳べ易くして入り難し。粗は形を守り、上は神を守る。
>
> **意訳** 小鍼を用いた治療の要点は、説明できるけど、体得し難いものである。それを粗工は「形」とみなして拘り守る。上工は「神」とみなして固く守る。

「形」は、病形（症状）を意味します。「守る」とは、固く守って実行すること。粗工は症状が出なければ治療できないのです。病気の兆候を見る能力がありませんので、前駆症状が出るまで待っているしかありません。

「神」は、物事の兆しを見つける神妙さ、つまり病気の兆候を見つけることです。「神を守る」とは『難経』六十一難に「望んで之を知る。之を神と謂う」（望診で病気を見つけられることを神という）とあるように、望診力を指すようです。前述したように『素問』刺熱篇に「病

未だ発せずといえども、赤色を見て之を刺す。名づけて未病を治すと曰う」とありますが、これは「上工は病気の兆候を察知して治療するが、粗工は発症してから治療する」ということだと思われます。

「形」の解釈

『素問』八正神明論篇に「形」の解釈があります。

> **原文** 目冥冥。問其所病、索之於経、慧然在前。按之不得、不知其情。故曰形。
>
> **和訓** 目冥冥たり。其の病む所を問い、之を経に索むれば、慧然と前に在り。之を按ずれども得ざれば、其の情を知らず。故に形と曰う。
>
> **意訳** 目で見て分からなくても、その病苦を問いたずね、経絡を探れば、病状が明白となる。経絡を探っても何の反応も探しだせなかったら、病状は不明である。これが形（の長所と欠点）である。

望診ができなくとも、問診情報を手がかりに触診すれば、体表に反応を見つけ出すことができ、病気の状態がはっきり分かる（形の優れたところ）。しかし反応を見つけ出すことができなければ、病気の状態が分からない（これが形の限界）。

問診が手がかりになっているのは、発症していることを意味します。症状を聞いて、触診で反応を探り、治療しています。この診察と治療は悪いことではないのですが、熱病に関していえば、診察が限定的という意味で「粗工」というのでしょう。

「目冥冥たる」は、「冥」は「暗」に通じ、

望診ができないことをいいます。次の「神」の「目明らか」に対します。

「其の病む所を問い」は、発症しているので詳しく症状を聞き出すことをいっています。「神」の「耳　聞かず」はこの反対で、症状を問わないことです。

「慧然と前に在り」は、問診を丁寧にすれば、病形がはっきり（慧然）と目の前にあるように認識できることです。

「神」の解釈

続いて、『素問』八正神明論篇の「神」の解釈です。

原文	耳不聞。目明、心開而志先。慧然独悟、口弗能言。倶視独見、適若昏。昭然独明、若風吹雲。故曰神。
和訓	耳　聞かず、目　明らかにして、心　開きて志　先わるれば、慧然として独り悟り、口　言う能わず、倶に視て独り見、適し昏きが若きも、昭然と独り明らかにして、風の雲を吹くが若し。故に神と曰う。
意訳	耳の情報がなくても、目がよく見え、心が開かれ、心が洗われていれば、ことばで説明できないが独りだけはっきりとわかり、たとえ暗いところでも独りだけ見え、風が雲を吹き飛ばすように独りだけよく見える。これが「神」である。

「耳　聞かず」とは、発症以前なので、問診してもしようがないこと。

「目　明らか」とは、望診力が高いこと。

「心　開きて」とは、自分の殻に閉じこもらないで、自分本位、偏見、頑固、思い込みなどを捨てること。

「志　先わる」は、「心　洗わる」と同じで、心の汚れや雑念が除かれていること。

つまり、望診力があって目が利くだけではダメで、無心の心構えができていることを求めています。有心であれば、目が暗み、目が曇り、視野が狭くなることは、この連載で何度も取り上げました。無心は、『素問』上古天真論、『霊枢』九針十二原篇、『鍼道秘訣集』と、一貫しているのではないでしょうか。ちなみに、『難経』六十一難の「望んで之を知る、之を神と謂う」も、望診力が優れていることだけでないことは明白でしょう。望診力が高く、かつ無心でなければ、病気の兆候をキャッチできないのです。

「独り」とは、他からぬきんでていること。「神」の能力は、誰しもが得られるものではないので、「独り悟り」「独り見」「独り明らか」というのです。

ちなみに、この文章は韻を踏むので、次のように区切って読むといいでしょう（江有詰〔1773〜1852〕『先秦韻読』[2]）。

①耳不聞。
②目明、心開而志先。
③慧然独悟、口弗能言。
④倶視独見、適若昏。
⑤昭然独明、若風吹雲。

このように区切るとよく理解できるのですが、以下のように区切ると、せっかくの韻文が台無しになります[3]。

①耳不聞、目明、心開而志先。
②慧然独悟、口弗能言。
③倶視独見。
④適若昏、昭然独明、若風吹雲。

以上のことから、「粗工は形を守り、上工は神を守る」とは、上工は症状が出ていなくても望診で病気の兆候を見つけ治療できる者、粗工は発症しなければ治療ができない者、ということが明らかになりました。さらに、望診には無心という下地が必要であることも明らかになりました。

次回は、「粗工は関を守り、上工は機を守る」

「粗工は闇であり、上工は独り有している」について考えてみましょう。

参考文献
1) 土山絵里佳. 兵法書と内経 兵学思想の変遷（日本）. 内経 2019; 217.
2) 篠原孝市監修. 黄帝内経注解叢刊. オリエント出版社, 1993.
3) 南京中医学編（島田隆司訳）. 現代語訳素問. 東洋学術出版社, 1991.

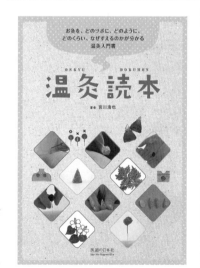

新解『杉山流三部書』講(51)

―脈・腹証と補瀉論―
療治之大概集　巻の上
第29回　病証編類系9：その他の病型その4
肛門の病としての脱肛の事

鍼灸経絡研究絋鍼会会長

松本俊吾（まつもと・しゅんご）

　庚子の年が平穏に明けた去る1月19日、公益財団法人杉山検校遺徳顕彰会主催により、令和元年度第5回学術講習会が杉山和一記念館多目的室にて開催された。講師には文京はり研究会・学務部長の加藤秀郎先生をお迎えし、「治療の補助の手技、深層筋ストレッチ」と題して、多数の講座を開いた。

　2月16日には同記念館にて、日本伝統鍼灸学会・広報部の第2回視覚障害者関係情報提供委員会により、団体実技交流会が行われた。司会は日本伝統経絡鍼法会の吉田勉先生にお願いし、筆者が「杉山流腹診と眞傳流管鍼術の臨床応用」と題して講演および実技を公開した。

　年2回のこの交流会では、これまで漢方はり医会の二木清文先生、日本伝統経絡鍼法会の吉田勉先生、東洋はり医学会の黒部光宏先生により、「手から手への実りある実技交流」と題して日本伝統鍼灸術の手業（わざ）を伝えてくださった。

　筆者は本誌2002年9月号より、「新解『杉山流三部書』講―脈・腹証と補瀉論―」を足かけ20年（50講）にわたり連載執筆してきた。杉山和一検校が鍼治講習所で伝授

したと考えられる『三部書』において、和一が脈診とともに重きを置いた腹診に焦点をあてると、陰陽論に根ざした『医学節用集』冒頭の「先天・後天論」をはじめ「腹の見様の事」や「三焦論」も、杉山流腹診論の範疇に含まれよう。

　私はこれら杉山流管鍼術の手業を後世に伝承する責務を負い、腹診で経絡治療を実践してきた鍼灸師の一人として、前述の交流会では、天人相応思想に根ざした杉山流腹診による気血調整法を管鍼術とともに披露した。私の管さばきと刺鍼部位によって変わる押手の形状、気血の調整法と様々な刺鍼手技は、6団体の参加者らにも概ね好評であったように思う。

　さて、今回は、下焦において、排便時肛門に発症する痔病の範疇でもある「脱肛」を取り上げる。古典書のうち和一も多く取り上げた『黄帝内経』『難経』の経文を引用している『万病回春病因指南』の論旨を併せて参照し、臨床応用できるよう、診察から治療までの手順を臨床家の立場から解説する。

1. 脱肛の事の『三部書』の原文と解説

【原文】

脱肛　肛門の出る病の事。

一、肺の臓虚し寒（ひえ）る時は肛門出るなり。女産のとき、力を出し、又は久しく腹下り臓寒るときは出るなり。懸樞、中脘（ちゅうかん）、百會。

【訳と解説】

　一つに、上焦の肺が虚して冷えたときや、妊婦が出産のとき、また小腹に力を入れすぎ踏ん張り過ぎたとき、あるいは小児が長期間にわたり下痢が続いた上に骨盤内臓腑が冷えた場合に肛門脱が起こる。この鍼治療の適応穴位は懸枢・中脘・百会となる。ここで和一が、温補を主に腹部では中脘、背腰部では懸枢以下の経穴を取穴せよというのは、この3穴が正中線上の督脈、任脈に属するからである。肛門も督脈の起始である。長強と懸枢は中下焦の境に位置するが、本穴に半米粒灸3〜5壮、知熱灸3壮を施すと、下痢やこれに伴う脱肛を収める。また百会への多壮灸は肛門に通じ、脱肛を収める治効があることを付け加えておく。

2. 岡本一抱『万病回春病因指南』より引用、考察

【原文】

　肛門は大腸の末なり。肺と大腸と表裏たり。故に、肺気虚寒する時は、大腸の気、従って下陥す。これに於いて、脱肛の患いを生ず。或いは泄痢下血の後、婦人産後、或いは老人小児、或いは大病の後に於いて、多く脱肛する者も、また清陽下に陥りて、升提せざるが故なり。また或いは大腸の湿熱、

或いは瘡毒、或いは大便秘結するに従って、肛門脱出する者あり。一槩にして論ずべからず。ある人問う、吾子が謂る肺と大腸と表裏たり。肺気虚して大腸の気、下陥すと。然る時は、脱肛の症、全く肺大腸のみに属かるや否や。こたえて曰く、内経五蔵別論に曰く、魄門は五蔵の使たりと。魄門は肛門の別名なり。然る時は五蔵の気、虚弱なる時は、皆よく人をして脱肛せしむ。独り肺のみに非ず。然れども肺は大腸の本（もと）にして、諸々の升気は、肺これを緫（す）ぶ。これを以て五蔵の気虚すれば、皆よく脱肛の患いありと雖も、その肺と大腸とを兼ねずと云うことあることなし。治法ただ気を補い、血を養い、陽気の下陥する者をして升提せしむる時は、癒えずと云う者あることなし。これを以て古方升麻、桔梗を以て、脱肛の主剤とする者、皆この義なり。

【訳と解説】

　『三部書』や後述する『鍼灸重宝記』でも、肺の臓のみではないといい、肺は大腸の本（もと）であり、諸々の病邪の本になるのは肺であるとしている。そして岡本の『病因指南』では「これを以て五蔵の気虚すれば、皆よく脱肛の患いあり」とある。しかし、肺と大腸とは車の両輪のようなものと筆者は見ている。「肛門は大腸の末なり」とは、肺と大腸は金性であり、これを第一に見ることを示唆し「肺と大腸と表裏たり」というのである。よって肺気虚寒するときは大腸の気が衰え、肛門に下陥する、つまり脱肛の患いを生ずるとしている。このほか下痢下血の後や、婦人産後、老人小児、大病の後に脱肛する者も、同様に「清陽下に陥りて腸を留めることが出来ず脱する」とある。また大腸の湿熱、瘡毒、大便秘結（便秘）

でも「肛門脱出する者あり」と述べ、脱肛の原因は多岐にわたるとしている。これらは脱肛の症であるけれども、『病因指南』では五臓の気の調整の必要性を説いている（薬方は略す）。

3. 厥陰経としての闔の働きと五行の特性

（1）肝経曲泉の厥陰の負荷と刺法

前回（2019年9月号）の尿漏れでも述べたが、『霊枢』根結篇（五）に「太陰を開となし、厥陰を闔となし、少陰を枢となす」とある（陽経では太陽を開、陽明を闔、少陽を枢とする、の意）。

肛門より脱出した大腸の末端部を元に復する刺法は、まず足の太陽膀胱経の絡穴である申脈（外顆の下端5分）を迎にして2分刺し、右捻りし（母趾を前に示趾を手前に引き、押手圧を加えながら刺鍼）、そのまま置鍼した後、右曲泉（肝経・合水穴）を銀鍼寸3・2番鍼で左捻りの輸瀉法を施す。これは筆者も自らに施した刺法で、実際に脱肛が治った。本治法として杉山真伝流の曇り立ての押手により取穴、随鍼術を用いて補鍼、呼気時に曲泉の補法を行うのが鉄則である（写真1）。

（2）任脈上の関元への補鍼

前後の陰陽関係を考えると、この一連の働きを会得できなければ、鍼における事後処置も不可能になりかねない。五行穴でいえば、合水と合土穴を補った後に、さらに任脈上の関元に任脈を迎にして補鍼後、押手の示指と母指で挟み、小腹が暖まり肛門も同時に緩む状態で抜鍼し、鍼跡を閉じる輸瀉法の手ワザを施すことになる（写真2）。

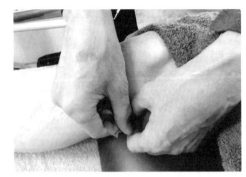

写真1　曇り立ての押手で、曲泉への随鍼術による補鍼

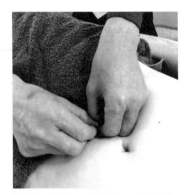

写真2　関元への輸瀉法による刺鍼

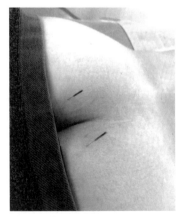

写真3　会陽への置鍼

（3）古典に診る肛門の病としての脱肛に関与する督脈

脱肛を厥陰の病として督脈、膀胱経に着

目し、臀部と肛門に流注する経絡について考察する。

①足の太陽（膀胱）の精、臀に下り別れて肛に至る。肺の腑なり。肛門一名、搏門という。

②長強の外方5分の会陽は督脈の直側にあり、脱肛を復する経穴として両側に置鍼するとよい（写真3）。

③督脈は尾骨と肛門の間、長強より起こる。長強と陶道は肛門の開閉に関与し、陶道は陽気を高揚する経穴で、特に灸法により脱肛を収める特効穴である。

4. 本郷正豊『鍼灸重宝記』にみる脱肛の論旨

『鍼灸重宝記』でも、『三部書』や『万病回春病因指南』と同様の文節である。灸法については、古来脱肛を含め痔病の特効穴として命門と百会への多壮灸を取り上げている。

「尻の穴の翻り出なり。肛は大腸の門なり。大腸は肺の府なり。よって肺実すれば秘結し、肺虚寒すれば脱出す。また経に曰く、腎は穴を二陰に開くと。かるが故に腎虚する者多くこの症あり。命門　腎兪　長強　百会　膀胱に灸す」（『鍼灸重宝記』より）

5. 脱肛にかかる大腸の蔵象

（1）五臓六腑の蔵象（経絡鍼法の活用）

自著『経絡腹診新病証別（証）別処法』（桜雲会）の大腸の文節でも取り上げたが、伝統医学では、病による発症現象を弁別する一法として、臓腑の機能を「蔵象」と総称した上で、基本とする概念を現象に置き換え、論治を明らかにしている。これが現代医学の臓腑に対する考え方とは違い、三焦論と共に東洋医学の特徴といってよいと思う。

蔵とは身体内に納まっている内臓を指し、象とは外の皮膚肌肉・骨節等に顕現するあらゆる機能作用を含めた諸症を指す。これは日常臨床において、特に随証取穴の基礎形となるものである。『素問』・五蔵生成編（十）は、「五蔵の象は類を以て押すべし」と述べている。臓腑は精（血・津液等）を治め、気の生成と運行を支配しており、この精と気の変化により、肛門の病である脱肛が身体に病理的現象として顕現する。脱肛の発症機序に係る文節をあげ、脱肛に関する大腸の蔵象を取り上げてみよう。

（2）大腸の蔵象（寒熱と虚実）

肺経の陽経である大腸経も金性でありながら下焦に位置し、排泄作用を主ることから、上焦の肺との関係を探りながら、蔵象に迫ってみる。※腹証と処法は一例である。

寒：症状として、小腹が冷えて痛みや下痢を起こすのは、陰邪である寒湿（外患）の影響と、冷飲食による内からの影響が考えられる。大腸経の募穴である左右の天枢以下の小腹が、冷たく緊張して堅い。水道を負荷（軽い圧迫）すると腹鳴することもある。冷えが原因の右天枢の実証による硬結は、腎虚の場合もある。

虚：症状として肛門脱出して納まらず。四肢厥冷する。腹が張って、あるいは柔軟して慢性下痢となる。脈状は細微脈。

蔵象と腹証及び処法：痔疾による脱肛や子

宮脱は小腹が虚で、皮膚肌肉に力がないことが多く、上実下虚の腹証である。肺経の列欠か太淵を補鍼後、厥陰経としての肝経の絡穴である右蠡溝の陥下した闕所に銀鍼寸3・2番鍼（青木製）を随にして水平刺法の後に置鍼する。これらは肛門脱を防止する特効穴で、筆者も毎朝施している。1年前に便秘から脱肛を来したものの、この治療でそれ以後発症していない。約30分、治療が終わるまで置鍼しておく。繰り返すが、脱肛の処置は申脈を補鍼、合谷に置鍼後、開（肺）・闔（肝）・枢（脾）の経の機能を活用し、肝経の曲泉を補うことにより、脱肛を肛門内にしまい込むことができる。

6. 脱肛に関与する督脈の　取穴・穴性と意義及び主治症

長強：尾骨先端と肛門の間に取る。長は「ながい」、強は「つよい」であり、長強とは陽の気を調整し養うの意。督脈の絡穴。肛門疾患（痔瘻・痔核脱肛）の特効穴。尾骨先端から肛門の間、骨に沿って鍼を刺入する。
腰兪：仙骨管裂孔の部に取る。腰部の疾患を治す穴。
命門：第2腰椎棘突起下にとる。この穴は小心とも称し、『素問』刺禁論（五十二）に述べる如く、心包としての相火の働きを石門と共に重視する。先天の気がさし、生命力が出入りするところで、血気を調整できる。

　肝肺の証で大腸実証の際に、本穴に知熱灸3壮を施して下焦の相火の力を引き出すことにより、陽蹻脈の主治穴である申脈に

刺鍼後、前述した絡穴の蠡溝に置鍼、曲泉を補鍼すると、肛門脱は収まる。
　特筆すべきは命門と身柱である。上の身柱から命門の順に刺鍼し、陰陽上下の調整法を行うと共に、腹部の中脘と還元において任脈上の先天後天の上下を診る。私は、これを杉山流の腹診の核と思っている。
　このほか、頭頂部正中の陥下部に位置する百会はすべての脳疾患の特効穴だが、灸法を施すと、痔疾患にもいい。肝経は頭頂部に開くことから、本穴に刺鍼して鬱積した気を抜き、鍼を神庭に向けて水平刺鍼することも一法である。

7. 考察と結語　脱肛の臨床応用

　筆者も便秘がちで、数年前に排便困難となり、腹部に力を入れてやや前傾姿位で踏ん張ったときに、肛門脱になった。そこで申脈に五種金属鍉鍼を用い、外顆の直下にやや強めに当てて、脱肛している腸を収める条件づくりを行った後、肝経の合水穴の曲泉に銀鍼寸3・2番鍼で、杉山流の曇り立ての押手姿位を取り、随補の随身術を施した。これで肛門脱は元の鞘に収まった（**写真1参照**）。
　私の師匠である鍼灸経絡研究紘鍼会初代会長・竹村正先生が、定例会の講義の中で「陽蹻脈の貫く働きと、陽蹻脈と厥陰経の特性を応用すると、脱肛が嘘のように収まってくれる」とおっしゃっていた。筆者自身も飲食労倦の際に排便時脱肛を数回経験したので、申脈と右曲泉に母趾で負荷をかけ、肛門の緩急法を試みている。
　日常の臨床では、患者に本症の有無をさ

りげなく聞き、鍼と灸法を併用して厥陰の働きを治療するようにしていただきたい。

【参考文献】
1) 杉山和一. 杉山流三部書（復刻版）. 医道の日本社, 1979.
2) 石田秀実監訳. 現代語訳・黄帝内経霊枢. 東洋学術出版社, 1993.
3) 石田秀実監訳. 現代語訳・黄帝内経素問. 東洋学術出版社, 1991.
4) 伴尚志訳. 現代語訳 杉山流三部書. たにぐち書店, 1993.
5) 財団法人杉山遺徳顕彰会編, 大浦慈観監修. 秘傳・杉山眞傳流. 2004.
6) 岡本一抱. 万病回春病因指南. オリエント出版, 1985.
7) 松本俊吾. 腹脈証と『杉山流三部書』の診法. 桜雲会, 2010.
8) 松本俊吾. 経絡腹診新病証別（証）別処法. 桜雲会, 2016.
9) 大阪市立盲学校理療科研究部編. 理療科最新経絡経穴学. 大阪市立盲学校同窓会出版部, 1970.

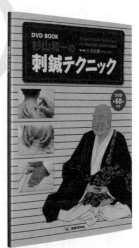

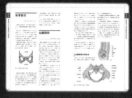
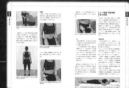
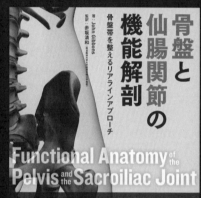

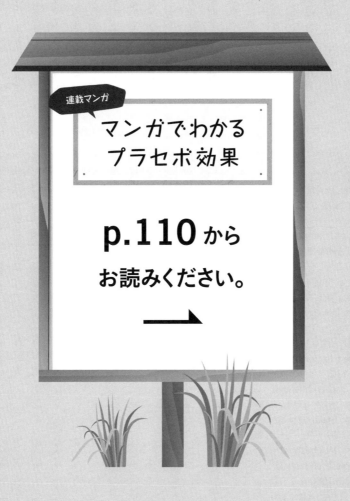

このような傾向は認められないことから、あり得ないという反論があります4)。

たとえこれら2つの論文の分析と結論が正しかったとしても、2020年の中国系・日系アメリカ人がそこまで五行説や数字の吉凶にこだわっているかどうか分かりませんし、各種疾患の治療法も発達しているので今日の状況に当てはめることはできません。しかし、迷信は寿命にさえ影響を与えるかもしれないということは知っておくべきです。ノセボ効果には集団文化が創り出す副作用という側面があるのです5)。

もう一つ、地域文化と灸についての示唆に富んだ例を紹介しましょう。イタリアと中国の医師が、中国国内の病院で妊娠33週目に骨盤位（逆子）と診断された初妊婦260人をランダムに①灸施術群130人と②無処置群130人に割り付け、臨床試験を実施しました。①群は自宅で1日1～2回、最長2週間、両側の至陰（足の小指先端外側）のツボを棒温灸で片側15分ずつ温めさせました。その結果、35週目に頭位（正常）に戻った妊婦は①群で75・4%、②群で47・7%でした。その後、正常に戻らず外回転術を選んだ妊婦が①群では1人（成功0）②群では24人（成功19）いましたが、それらを含めて比較しても分娩時に①群で75・4%、②群で62・3%、すなわち至陰の棒温灸をしたほうが13・1%多く頭位に戻っていました。灸施術期間中、①群に有害事象の発生はありませんでした6)。

そこでイタリアの医師は、自国でほぼ同じ条件で再度検証を試みました。ところが多くの妊婦が灸を中断してしまったため、当初予定していた260人に達することなく123人で中止せざるを得ませんでした。このとき①灸施術群65人（うち14人が灸を中断）と②無処置群58人にランダム割り付けされていましたが、35週目に頭位に戻っていたのは①群52% vs.②群51%と差がみられませんでした（全体的に矯正率が低かったのは、中国での試験よりも妊婦の年齢が高かったからです）。①群のうち27人が灸施術を不快に感じて身体の不具合を訴え、そのうち14人はにおいが嫌で吐き気やのどの異常を訴える人もいました7)。

2つの国における自宅灸に対する妊婦のコンプライアンス（指導の順守）には歴然とした差があり（中断率：イタリア22% vs.中国6・9%）7)、この差が①群と②群の差をなくした可能性があります。しかし、そのコンプライアンスの悪さをもたらしたのは、灸への不信と吐き気やのどの痛みなどの身体的異常であり、このような苦情や身体的異常は中国では認められなかったことから6)8)、ノセボ効果が関与していると思われます。イタリアの妊婦にとって棒温灸は、目の前で喫煙されているのと同じに思えたのかもしれません。

◆ 参考文献

1. Phillips DP, et al. Psychology and survival. Lancet 1993; 342: 1142-5.
2. Rhoads GG, et al. Psychology and survival. Lancet 1994; 343: 174-6.
3. Phillips DP, et al. The Hound of the Baskervilles effect: natural experiment on the influence of psychological stress on timing of death. BMJ 2001; 323: 1443-6.
4. Smith G. Scared to death? BMJ 2002; 325: 1442-3.
5. Hahn RA. The nocebo phenomenon: concept, evidence, and implications for public health. Prev Med 1997; 26: 607-11.
6. Cardini F, et al. Moxibustion for correction of breech presentation. JAMA 1998; 280: 1580-4.
7. Cardini F, et al. A randomized controlled trial of moxibustion for breech presentation. BJOG 2005; 112: 743-7.
8. Cardini F, et al. Moxibustion for breech presentation. JAMA 1999; 282: 1329-30.

ノセボ効果は
地域や集団の文化の影響を
大きく受ける

変雀和尚

IBSはIrritable Bowel Syndrome（過敏性腸症候群）の略称です。野瀬坊のIBSは心配ですが、今回の解説では待合室にいたパーキンソン病のおじいさん（第1、第2回参照）の呟きに注目しましょう。

米国カリフォルニア州の中国系アメリカ人2万8000人の国際疾病分類に基づく死因および平均死亡年齢（1969〜1990年、18歳以上）と、五行説に基づく生まれ年との組み合わせの関連について分析した論文があります。[1] 性別、死亡年、死因、および生まれ年の木火土金水が同じ白人系アメリカ人4万1000人と比べると、中国系アメリカ人では死因と生まれ年の組み合わせの一部について統計学的に有意に早死にしていたとされています。例えば「気管支炎・肺気腫・喘息」が死因とされた中国系アメリカ人で「金」（すなわち五臓の「肺」に対応）の年に生まれた人の死亡時平均年齢は66・89歳、「金」の年以外に生まれた人は71・88歳、その差は4・99であり、同様に計算した白人系アメリカ人の場合の差は0・07年でした。また、死因が「急性心筋梗塞」で「火」（すなわち五臓の「心」に対応）の年に生まれていた中国系アメリカ人の死亡時平均年齢は72・34歳、「火」でない年の生まれだと73・56歳でその差は1・22年、同じ条件の白人系アメリカ人での差は−0・06年でした。

中国の伝統文化に強く結び付いている中国系アメリカ人ほど、このような組み合わせでの生存期間は短い傾向があったとして、この論文の著者らは少なくとも部分的に心身相関的な因子が影響していると考えています。[1]。しかし、この論文には分析の方法論的な側面だけでなく、現代中国人の五行説の理解度など、さまざまな側面から疑義が投げかけられています[2]。また、肺がんで死亡した人については「肺」に対応する「金」ではなく、腫瘍と関連が深いとして「土」の生まれ年で検討しているなど、東洋医学的な観点からも不可解な点が見受けられます。

同じ筆頭著者は、カリフォルニアの慢性心疾患を持つ中国系および日系アメリカ人の入院患者が1989〜1998年に心臓死した日について分析し、「4日」に死亡した人はそれ以外の日よりも約1・5倍多く、このような傾向は白人系アメリカ人では見られなかったという論文も発表しています[3]。中国と日本では「4」の付く日を忌み嫌うことと同じなので、4の付く日を忌み嫌うことによって心理的ストレスが心臓死を増加させたのではないかというのです。しかしこの論文も、別の期間で検討すると必ずしも

05

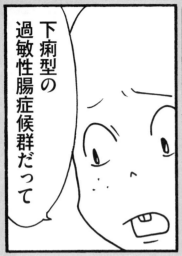

下痢型の過敏性腸症候群だって

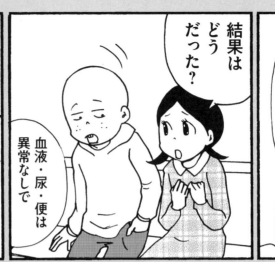

結果はどうだった？

血液・尿・便は異常なしで

お疲れさまでしたー

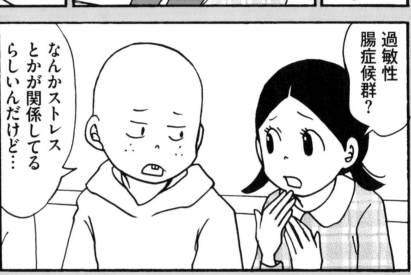

なるほどIBSか

なんかストレスとかが関係してるらしいんだけど…

過敏性腸症候群？

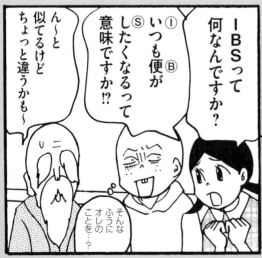

ん〜と似てるけどちょっと違うかも〜

Ⓘ いつも便がⒷ したくなるってⓈ 意味ですか!?

IBSって何なんですか？

そんなふうにオレのことを……？

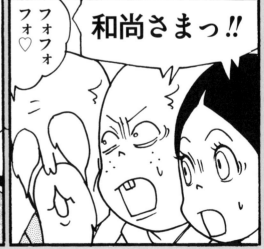

フォフォフォ♡

和尚さまっ!!

04

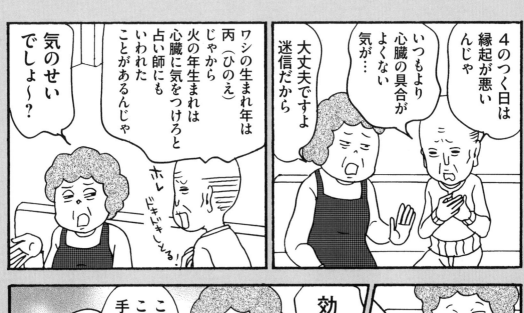

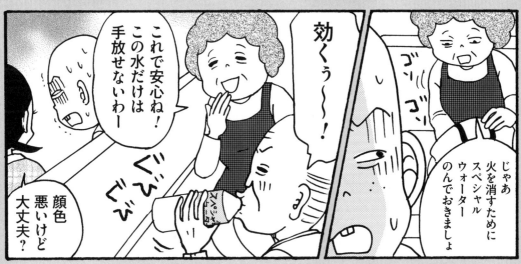

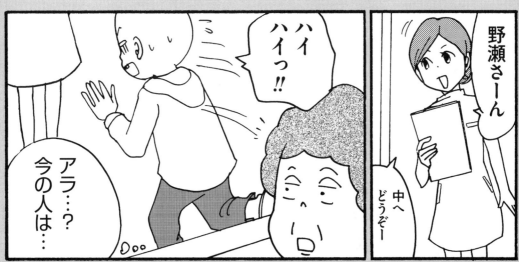

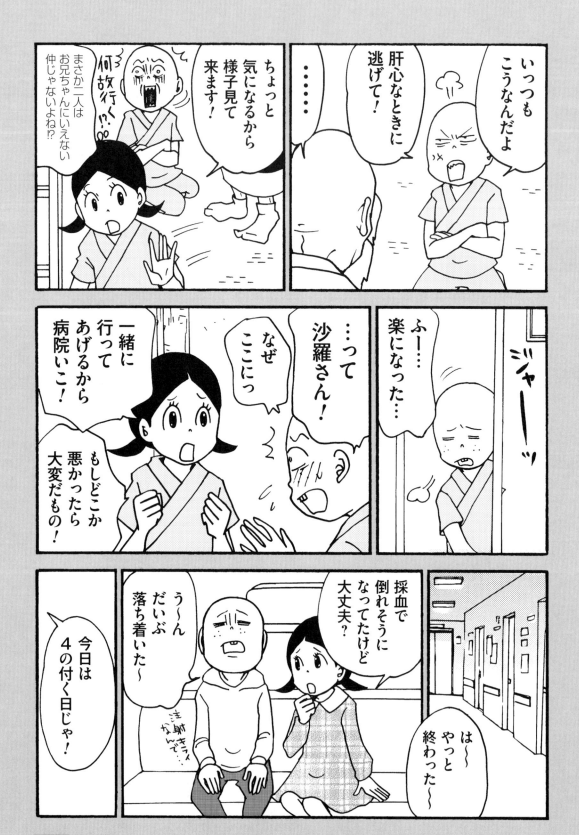

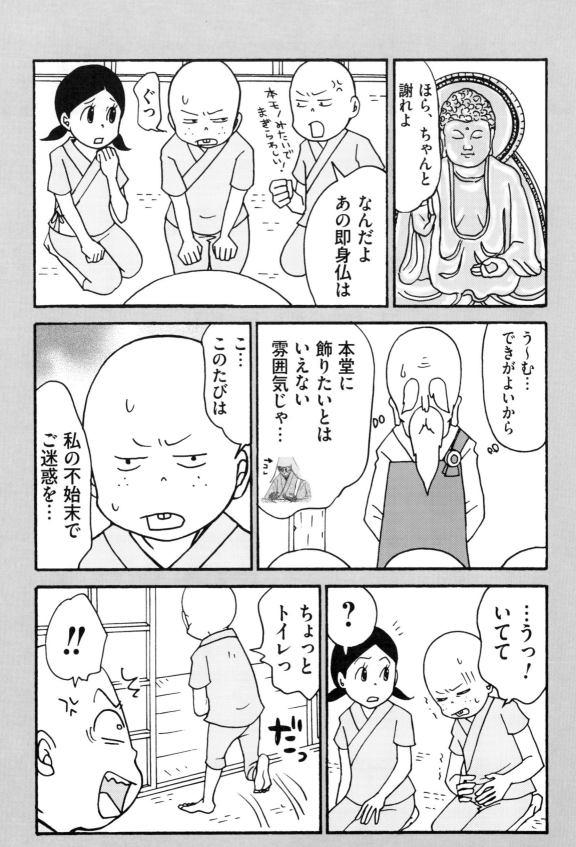

連載マンガ

マンガでわかる プラセボ効果

さまざまな場面で生じる「プラセボ効果」。
新たな知見とともにそのイメージや可能性も変わってきました。
本連載でプラセボ効果を正しく理解しましょう。

第12回

集団文化が 創り出す 副作用!?

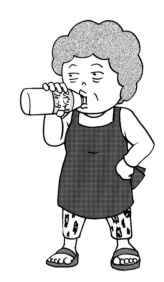

監修・解説：山下仁
絵：犬養ヒロ

覚えておきたい事故防止の知識

（マンガ）

鍼灸臨床インシデント

増補改訂版

監修・解説：山下仁　画：犬養ヒロ　定価：（本体1,800円＋税）A5判 207頁

新たに4話、40P増の増補改訂版！
付録に危険予知トレーニング（KYT）を収録

臨床の現場でいつ起きるかわからないヒヤリハット。「これまで事故なんて起きたことがないよ」という人も、たまたま大事にいたっていないだけかもしれません。

本書は、鍼灸の現場で遭遇しやすいインシデントとその防止法について、楽しいマンガと、エビデンスに基づいた解説で分かりやすく説明。「鍼の抜き忘れ」「火傷」「温灸による熱傷」など臨床現場で昔からあるインシデントから、「個人情報の保護」「カルテの記載と開示請求」「電動ベッドの事故」などを完全網羅しました。

さらに増補改訂につき、月刊「医道の日本」2015年8月号に掲載した4話を新たに収録。そして、事故につながるリスクを事前に察知するための「危険予知トレーニング（KYT）」で、マンガで得た知識を臨床の現場にフィードバックすることができます。

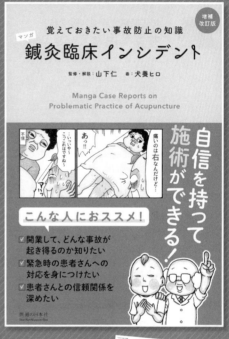

主な内容

- ●鍼の抜き忘れ／火傷　理学検査による傷害／深刺し／気分不良／手洗い／折鍼防止／B型肝炎対策／古い感染対策情報／抜鍼困難　温灸による熱傷／埋没鍼／個人情報の管理／皮下出血　子供の監視／施術後の疲労感と眠気／認知障害・失見当識の患者　カルテの記載と開示請求／東洋医学用語の誤解／膻中の刺鍼　患肢の取り違え、など28項目
- ●番外編①楳田川青年の事件簿／番外編②手指の衛生管理と適切な消毒法／番外編③インシデント報告システム
- ●資料集、索引
- ●付録1：危険予知トレーニング（KYT）
- ●付録2：学生　江崎直人

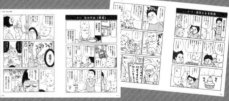

\ やってみよう！KYT /

Q 以下の写真から、どんな危険ストーリーが作れますか？

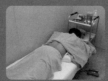

患者さんが脱衣して電動ベッドに腹臥位になり、鍼灸施術を受ける準備ができたところ。

答えは、本書で！

第47回日本頭痛学会総会印象記
頭痛診療で鍼灸治療に大きな期待

埼玉医科大学東洋医学科
井瀬美由季 (いのせ みゆき)、**菊池友和** (きくち ともかず)、**山口 智** (やまぐち さとる)

はじめに

第47回日本頭痛学会総会が2019年11月15日、16日にロイヤルパインズホテル浦和（埼玉県さいたま市）にて開催された。

本学会は1973（昭和48）年に頭痛懇談会から発足し、第13回からは頭痛研究会、第25回からは頭痛学会総会として発展してきた由緒ある学会である。

本大会の大会長は丸木雄一氏（社会福祉法人シナプス埼玉精神神経センター理事長）が務めた。大会のメインテーマは「頭痛科学への新たな挑戦、Narrative based medicineとともに」と掲げられ、頭痛メカニズムの新たな解明による頭痛診療の現状と進歩について知ること、さらに頭痛教室や鍼灸療法、理学療法、作業療法、心理療法、ヨガ療法などを担う多職種との連携によって実現する患者一人ひとりに向けたオーダーメイド治療の探求が目的とされた。

本大会では、海外からの特別講演やJPAC（Japan Patient Advocacy Coalition）共催のセミナー、市民公開講座などさまざまなプログラムが企画された。また、従来行われていたコメディカルスタッフセッションは廃止され、一般口演に組み入れられたことで、医師と他職種の議論の場が広げられた。

東洋医学セミナー

東洋医学セミナーは、15日の開会式後に漢方・鍼灸の2部構成で行われた。本セミナーは、第44回大会の鍼灸体験講座から始まり、翌年から漢方セミナーも加わって続いている。年々参加人数が増し、活気のある企画となっている。

座長は荒木信夫氏（よみうりランド慶友病院副院長・埼玉医科大学客員教授）と山口智氏（埼玉医科大学東洋医学科講師）が務めた。

第1部は「こんな頭痛は漢方処方が第一選択」と題し、中江啓晴氏（済生会横浜市南部病院神経内科）が「脳神経の有痛性病変およびその他の顔面痛に対する漢方処方」

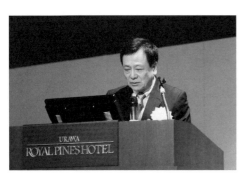

会長講演に立つ丸木雄一氏

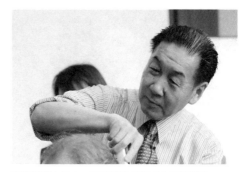

東洋医学セミナーで実技を披露する山口智氏

として三叉神経痛・帯状疱疹後三叉神経痛・口腔内灼熱症候群に対する漢方処方を紹介した。小柴胡湯合桂枝加芍薬湯や五苓散の併用によるカルバマゼピンの減量と鎮痛効果増強への期待や、口腔内灼熱症候群については治療法が十分でないことから、漢方処方の有用性が期待されることを述べた。

光藤尚氏（埼玉医科大学脳神経内科助教）は「交通外傷後の起立性頭痛と薬物使用過多による頭痛を東洋医学的に分析する」という内容で、脳脊髄液減少症も体位性頻脈症候群も認めない交通事故後の頭痛には瘀血が関与し、治打撲一方が著効した症例を提示した。問診表を用いた検討では、薬物使用過多の患者に肝気鬱血を認めることなどが紹介された。

第2部「医師のための鍼灸体験講座4 顔面痛に対する鍼灸治療の実際」は、山口智氏が講演・実技体験を行った。昨年までの同枠では、一次性頭痛に対する鍼灸治療の有用性を紹介しており、今回は国際頭痛分類第3版（ICHD-3）の第3部13「脳神経の有痛性病変およびその他の顔面痛」にある三叉神経痛と持続性特発性顔面痛、中枢性脳卒中後疼痛に対する鍼灸治療について講義した。

口演では鍼灸治療の基礎や演者らのこれまでの研究成果、さらに今回のテーマに沿って顔面部や上肢・下肢の経絡・経穴の取穴方法を説明した。

実技では各経穴の刺鍼方法や鍼通電療法を供覧した。また、日々の診療で用いやすい鍼として、円皮鍼の使用方法や病院施設でも使用可能な電子温灸器の活用についても紹介した。

実技体験では、参加者はグループに分かれて埼玉医科大学東洋医学科の職員・研修生らとともに実際に鍼灸治療を行った。各グループ内で鍼灸の効果や臨床についての質問など活発な意見も交わされた。頭痛診療では、薬物療法のみでは対応困難な患者が少なくなく、本セミナーが継続し毎年盛会であることからも頭痛診療に携わる医師の鍼灸治療に対する関心は高いものと考えられた。

東洋医学シンポジウム

東洋医学のシンポジウムは、全日本鍼灸学会と共催で本大会において初めて開催さ

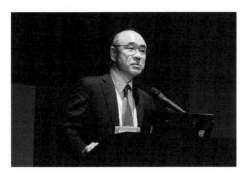

鮎澤聡氏は脳神経外科医の立場から発表

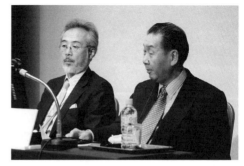

シンポジウム3座長。松村明氏（左）と山口智氏

れた。

　シンポジウム3では、「一次性頭痛に対する鍼灸治療の効果とその果たす役割ー頭痛診療における鍼灸の有用性についてー」をテーマに4人の演者が登壇した。座長は次大会長である松村明氏（筑波大学医学医療系脳神経外科教授）と山口智氏が務めた。

　建部陽嗣氏（京都府立医科大学大学院医療フロンティア展開学）は、「鍼の鎮痛機序ー最新の進歩ー」として、世界中で行われている鍼治療の研究から、鍼鎮痛の新たな知見の一つである局所でのアデノシンの増加による鎮痛や、鍼刺激によって迷走神経や副腎を介したサイトカイン減少による抗炎症作用などを示した論文を紹介した。診療ガイドラインに記載されるための根拠として、鍼の機序に関する基礎研究の重要性について言及した。

　菊池友和氏（埼玉医科大学東洋医学科）は、「慢性頭痛のガイドライン2013に基づいた鍼治療の実際と医療連携」として、薬物治療を希望しない、または、期待すべき効果の得られなかった患者に対し、鍼治療を行った調査の結果、片頭痛、緊張型頭痛の細分類によって鍼治療の治療回数や有効率に差があったことを報告した。同氏は頭痛専門医との臨床・研究経験が豊富であることから、鍼灸師としての医療連携の実際についても紹介した。

　続いて脳神経外科医である鮎澤聡氏（筑波技術大学保健科学部）は、「一次性頭痛に対する後頭部C2末梢神経野鍼通電療法」として、近年難治性頭痛に対して行われている後頭神経刺激に着目し、外科的に埋め込まれる電極の代替として鍼灸針を用いて電気刺激を行い、頭痛日数などの臨床的評価に加え、Diffusion Tensor Imaging（DTI）からFractional Anisotropy（FA）の解析結果を紹介した。頭痛の臨床評価は外科的治療とほぼ同等の効果が得られたこと、FAの結果では片頭痛と緊張型頭痛で異なる変化が認められたことから、さらなる検討が必要と述べた。

　五十嵐久佳氏（富士通クリニック）は「頭痛専門医からみた鍼治療の有用性」として、神経内科医の立場から鍼治療の可能性について論じた。同氏は過去に埼玉医科大学東洋医学科とVDT作業者に対する鍼治療の共同研究も行っている。片頭痛や緊張型頭痛の多くで頚・肩こりを伴うこと、それが頭痛の誘発因子や予兆、随伴症状ともなることから頭痛体操などが推奨されるが、運動

療法のみでは不十分な例もあり、鍼治療の効果が期待されることを示した。また、頭痛治療は薬物療法と非薬物療法に大別されるが、薬物治療の用いづらい患者や使用制限のある患者などもいることから、一人ひとりに応じた治療を提供するうえで、鍼治療が有用な治療の選択肢となると述べた。

総合討論では、薬物使用過多の頭痛患者への治療効果や、鍼治療を勧めたいが紹介方法を知りたいなど、会場から活発な質疑応答があり演者それぞれが回答した。本大会のテーマである患者の「Narrative」に応える治療の選択肢として、非薬物療法である鍼灸治療への期待は大きいものと改めて感じた。今後さらに鍼治療効果の「科学化」が進み、医療のなかに組み込まれていくことが望まれる。

一般演題

一般演題7「薬剤使用過多」では、井畑真太朗氏（埼玉医科大学東洋医学科）が「薬剤の使用過多による頭痛の再発予防に対する鍼灸治療の効果」を発表した。また筆者（井瀬）は一般演題8「片頭痛（婦人科）」で「妊娠中の片頭痛患者に対する鍼治療の一症例」を発表した。

各セッションで専門医が聴講しており、より専門性の高い質問や鍼治療に対する期待が数多く述べられた。

おわりに（今後の展望）

片頭痛治療は抗CGRP抗体の治験が始まり、数年後には本邦でも実臨床での使用が開始されるといわれている。これは頭痛診療において大きな転換期ともなることが考えられる。進歩する頭痛診療のなかで鍼灸治療の効果や役割を明確化するため、こうした専門医学会での活動を推進し続けることが重要であると痛感した。

次大会では、松村明大会長と山口智氏が引き続き東洋医学セミナーやシンポジウムを企画している。また、鍼灸師を対象としたセミナーも提案されており、鍼灸師の立場からも頭痛診療への理解を深める機会となることが期待される。個人の物語（Narrative）が尊重される医療が展開していくなかで、鍼灸治療が今後さらに発展していくことを念願してやまない。

鍼灸字源探検

— 白川静の漢字世界と中国医学の知 —

◆ ◆ ◆

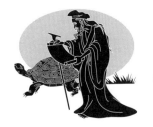

久保裕之
（くぼひろゆき）

（立命館大学白川静記念東洋文字文化研究所）

イラスト：金子都美絵
（かねこつみえ）

第13回　「木」の系統①

　今回は「木」を取り上げます。この字ももちろん甲骨文からあり、「〼」という形です。木の象形であることは分かりますが、私たちが思い描く木の形とは異なり、葉が付いていません。漢字がつくられた殷商代の中国中原地域は、現在よりもはるかに温暖湿潤で、温帯というよりも亜熱帯の気候であったことが研究で明らかになっています。象や犀が住んでいたことも、その古代文字「〼（甲骨文）・〼（金文）」が存在していることから理解できます。そのような気候の森林は、冬になっても葉を落とすことはあまりないはずです。にもかかわらず葉のない木の姿を描いているのは、中国古代人が木というものをどのようにとらえていたのかを推し量るうえで、とても興味深いです。

　動物には「犬（〼）」や「虎（〼）」など、その象形が元になった字が多いです。しかし植物の姿でその種類を見分けることは難しく、木の種類をその象形で表しているものは「栗（〼）」「桑（〼）」「竹（〼）」などごく少数です。例えば「葉（〼）」は、枝から葉が出ているよ

うにも見えます。私たちが葉の集合体を「葉」ととらえているのに対して、古代中国人は「葉は枝から生えてきたもの」ととらえているように思えます。さて、上部の分かれている部分は枝と判断できますが、下部の分かれている部分は何でしょうか。根だとすると木を土から掘り起こした姿だといえますし、地上に見えている根張りの部分なのかもしれません。

　「木」の系統の字を見ていくと、そこにはいくつかのカテゴリーが考えられます。①木および木の部分、木の状態を表すもの（図1）、②木の種類（図2）、③木でつくったもの、④木を使った抽象概念、⑤元は木が要素として入っていたが形が変わったもの、あるいは木とは関係ないのに今は「木」の形をとっているものです。

　まずは「①木および木の部分に関するもの」についてです。「木」を2つ並べると「林（〼）」、3つ並べると「森（〼）」になります。しかし、林は木が2本ある場所ではありません。同じものを2つ並べて「たくさん」、3つ並べて「数えきれないほどたくさん」という意味を表し

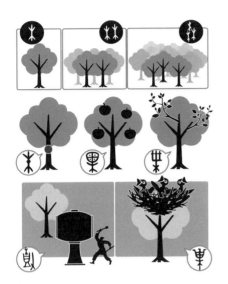

図1 木および木の部分に関するものとして、木の字の数でその状況を表した「林」「森」や、木の字に要素を付け足すことで木の部分を表した「朱・果・葉」。また、会意としては太鼓を叩いて樹木の生長を祈った様子と考えられる「樹」、木にできた巣から鳥が頭を出すさまからなる「巣」などがある

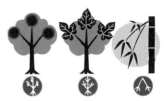

図2 木の種類を象形で表しているものは少数であり、「栗」は木の上にいがの付いた実がなっている形、「桑」は枝の先に三つ又になった形の葉を付けている形、「竹」はその特徴のある枝と葉の形で表される

ます。木やその部分を表す字を見ると、成り立ちからは「朱（木）」「果（果）・葉（葉）・樹（樹）」「枝・根・株」に分けられます。「朱」は本来「かぶ（株）」のことであり、木の真ん中に点を打って「ここが株ですよ」と示している指事によるものです。後に「朱・朱色」のことを表すようになったので、「木偏」を付けて「株」という形声の字を新たにつくりました。

また、「果」の上にある「田」は「たんぼ」ではなく、葉の茂っているなかに果実がある様子の象形です。桃や杏、梨の木のイメージでしょうか。「葉」は「木」の上に枝分かれした様子を表す「世（世）」に草冠が載っています。「樹」は棒を持った手で太鼓を叩いている様子であり、白川説では「太鼓を叩いて地の神を喜ばせて樹木の生長を祈るもの」と考えられています。木の部分の名称ではないのですが、「巣（巣）」は樹上につくられた

巣の上から鳥が3羽頭を出している様子で、とてもかわいい字です。これらは会意となります。ほかにも、「枝」は「木＋支」、「根」は「木＋艮」という形声の字です。「支（支）」は「十＋又（手の形の省略形）」で、「棒状の物を手で『ささえる』」ことや「枝分かれしている」ことを意味します。また、「艮（艮）」は「目＋人」で成り立っています。聖なる場所に掲げられた大きな「目」の呪力により、人が進入できずに留まって後ずさりしている様子です。「艮」は「限・痕・恨」などの系統をつくります。

「②木の種類に関するもの」に関しては、象形や会意によるものは先ほど述べた理由により少数です。「栗（栗）」は木の上にいがの付いた実がなっている形、「桑（桑）」は枝の先に三つ又になった形の葉を付けている形です。養蚕は古代から行われていましたので、蚕の食べ物である桑は大切な植物だったのです。「竹」はその特徴のある枝と葉の形です。「杏（杏）」も甲骨文から確認できます。木に実がなっている形でしょう。あとは、「桃・柿・柳・桜（櫻）・松・杉・桂」などすべて形声の字です。

「木」の系統の字はとても種類が多く、カテゴリーも多岐にわたっていますので、次回に続けたいと思います。

論文から読み解く科学的知見　鍼灸ワールドコラム

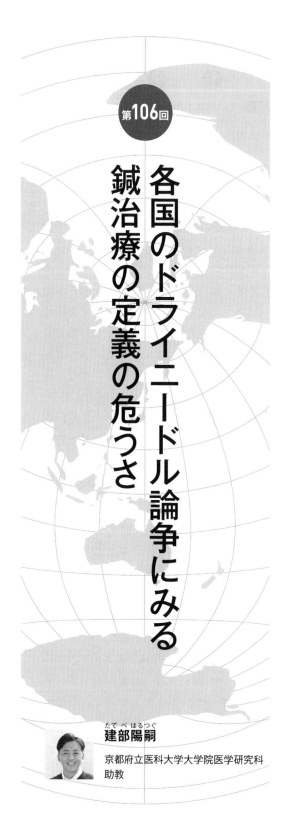

第106回

各国のドライニードル論争にみる鍼治療の定義の危うさ

たて べ はるつぐ
建部陽嗣
京都府立医科大学大学院医学研究科
助教

前回、アメリカ、カナダ、オーストラリアにおける「ドライニードル」の現状について紹介した。この3カ国では、理学療法士、カイロプラクターによって、ドライニードルという名を用いた鍼治療が広範囲で行われている実態が明らかとなった[1]。また、その訓練時間は、医師が鍼灸治療を行うためにWHOが推奨している期間すら満たしていないことが多いことも判明した。では、この現状に対して各国の反応はどのようなものだったのだろうか。

> **法廷での争い、ロビー活動……**
> **特定訓練なしで鍼治療可能となった州も**

①アメリカ

米国医師会、アメリカ鍼医師学会、アメリカ物理療法リハビリテーション学会、アメリカ鍼灸学会、鍼東洋医学認定委員会、アメリカ鍼東洋医学会、アメリカ伝統中医学協会、鍼灸東洋医学校評議会、カイロプラクティック鍼療法評議会、これらすべての団体が訓練200時間のWHO基準を最低限守るように求めている。

また、いくつかの州では、鍼灸師たちが裁判所や議会にこの問題を持ち込んだ。そこで、鍼治療は理学療法士やカイロプラクターの法定診療範囲外であるため違法であると主張した。この試みは失敗を繰り返した。しかし、近年では鍼灸師の主張を認める結果も出てきている。2014年、オレゴン州鍼灸東洋医学会 対 カイロプラクティック検査委員会による法廷での争いでは、カイロプラクターがドライニードルを行う権限を認めなかった。2016年、ワシントン州の上院議員は、理学療法士の診療範囲を拡大してドライニードリングを含める法案を破棄した。そして、2017年には、ニュージャージー州司法

長官が、ドライニードルを含む鍼治療は理学療法士の職域範囲に入らず、理学療法士によるドライニードルの実践は終わらせると発表した。

②カナダ

カナダでは、政治・経済の中心地であるオンタリオ州で論争が続いている。1996年、オンタリオ州政府は、鍼治療は伝統的な中医学（鍼治療）の訓練を受けた人に限定することを推奨していた。しかし、他の職業が鍼治療を使用する場合、その手技を説明するために別の用語を使用すべきともした。2001年までに、政府はそのスタンスを修正し、伝統的な中医学の専門家に加えて、WHOが推奨する200時間のトレーニングガイドラインを満たした医師、歯科医師、看護師、自然療法の専門家などあらゆる医療従事者が鍼治療を行うことを許可した。ただ、この制度のもとでは、他の医療職（理学療法士、カイロプラクターを含む）は、法定範囲の拡大を請願し、適切な訓練基準を作成する必要が出てくる。

すると、理学療法士とカイロプラクターの2つの職業団体は激しいロビー活動を行い、2005年それぞれの職域内で鍼治療を行うことを許可する法律が起草された。つまりは、特定の訓練なしで鍼治療が可能となるようにしたのである。もちろん、中医学の医師は異議を表明する。そのような規制の枠組みは、患者の安全性を損ない、効果のない治療を提供し、職域を侵すものだとさまざまに主張した。現在、オンタリオ州のカイロプラクターは、200時間の鍼灸訓練を完了する必要があるが、理学療法士にその制限はない。また、医師、看護師、歯科医師も同様に、鍼灸治療に関連したトレーニング基準を明確に定めてはいない。

③オーストラリア

JanzとAdamsによると、オーストラリアは「免許制度のもとで、鍼治療の法規制を実施した西側で最初の国」とのことだ[2]。ただし、中身を見ると実情は異なる。鍼灸師・鍼灸治療の名称使用については、特別に承認された専門家に限定しているのだが、鍼治療そのものの使用は誰にでも認められている。この規制が施行される前までは、鍼治療の用語は、オーストラリアの理学療法士とカイロプラクター（およびその他）の間で一般的であった。規制のあと、臨床家の間で、また、特に短いトレーニング期間を提示している団体の間で、ドライニードルという言葉が広く使われるようになっていった。もちろん、東洋医学の専門家は、この動きを不当だとして裁判所に訴えたのだが、その試みは失敗に終わっている。

緩すぎる規制と存在しない基準

ここで大きく2つの考え方が出てくる。1つ目が、「実質的な差別性と施術者の習熟度」というものである。鍼治療を行っている理学療法士やカイロプラクターは、ドライニードルと伝統的な鍼治療とは異なると主張する。理学療法士もカイロプラクターも筋骨格障害治療の専門家なのだから、施術に必要な知識やスキルは、すでに習得しているというのである。

2つ目は「実質的な同等性と患者の安全」という考え方だ。ドライニードルは鍼治療の一部である。したがって、鍼灸師と同等の訓練が必要であるとの主張である。これは、鍼灸師、医師、鍼治療の教育者が主張しているものであり、カイロプラクティックと理学療法の一部の組織でも同様のスタンスをとっている。短いトレーニング期間は、患者の安全にとって重大な脅威になるとの考え方である。加えて、文化の不正流用であるとも主張する。東アジアで長年行われ

続けてきた治療アプローチを使用しているにもかかわらず、それを隠すために言葉を変えているのだ、と。この立場なら、ドライニードルや筋肉内刺激と呼ばれるものは、鍼灸治療で「阿是穴治療」と説明できるものの別名でしかないといえるだろう。

米国医師会の理事会は、「理学療法士やほかの非医師がドライニードリングを実践する場合、少なくとも、既存の鍼治療を行うためのトレーニング、試験、教育と同様の基準を持つべきである。緩すぎる規制と存在しない基準が、この侵襲的な施術を取り囲んでいる。患者の安全のためには、認可された鍼灸師や医師と同等の基準を満たす必要がある」と述べている。

Ijazらが行ったインタビューでも、カイロプラクティックおよび理学療法を含む医療団体の鍼灸教育担当者は、鍼治療を使用するすべての医療専門家が最低限WHOの200時間のガイドラインを満たす必要があると述べている。また、ある教育者は、200時間のトレーニングだけでなく、実技試験も求めた。

アメリカでの鍼灸資格試験では、約30%の不合格者が出る。これらの人々は、鍼灸の勉強を2500時間以上行い、それなりの費用もかけて試験を受ける。それでもなお失敗する。だからこそ、理学療法士やカイロプラクターが鍼治療を行うことに対して有能だというのならば、この試験に合格するはずであり、安全性を担保するためにも試験を受けるべきだと主張する。

重複する医療の職域、世界のスタンスは「排他的ではない」

わが国ではどうだろうか。各学校で実技試験を行ってはいるものの、すべての学校が参加する統一試験にはなっていない。たとえ外部評価を行っていたとしても、その外部評価で落第者を出しているだろうか。

2回にわたって紹介してきたドライニードルの問題は、以前から鍼灸治療を行う資格に対する法律が整っている東アジアの国々では起きていない。アメリカ、カナダ、オーストラリアでは法規制の前に理学療法士やカイロプラクターによる鍼治療が蔓延したために起きたのだ。だからといって、このような状況を見逃すことはできない。わが国では、WHOが推奨する2,500時間以上の教育をようやくすべての学校が順守するようになった。今後、国際的な鍼灸教育ガイドラインが策定される可能性もあるだろう。その際、わが国の教育制度は高水準にあると主張できる点でも大きな変革であったといえる。加えて、鍼灸治療をしっかりと定義し、今のうちから発信することが重要になるだろう。

反対に、Ijazらの研究が明らかにしたことは、世界では、医療専門職の職域が重複する傾向があり、その権限に対して排他的ではないということである。高まるプライマリヘルスケアの需要を満たすためには、さまざまな医療提供者によってケアへのアクセスを拡大させる必要があるとの考え方がある。ただし、規制当局にとって患者の安全が最重要であり続けることが大事であり、その点は主張し続けていく必要がある。

【参考文献】

1) Ijaz N, Boon H. Evaluating the international standards gap for the use of acupuncture needles by physiotherapists and chiropractors: A policy analysis. PLoS One 2019; 14(12): e0226601.
2) Janz S, Adams J. Acupuncture by another name: dry needling in Australia. Australian Journal of Acupuncture and Chinese Medicine 2011; 6(2): 3-11.

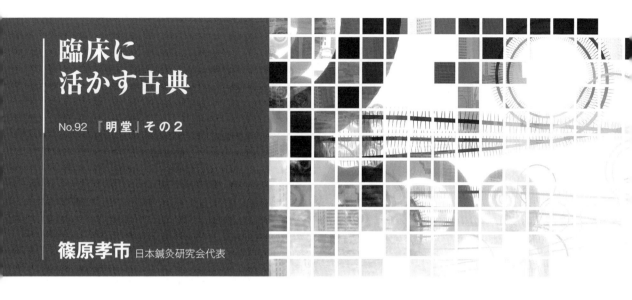

江戸中期──『十四経発揮』に対する疑念から『明堂』への関心高まる

　最後まで伝存した古い『明堂』の一伝本である楊上善注『黄帝内経明堂』(以下、「楊注『明堂』」)は、中国では唐宋の間に失われた。日本には鎌倉時代に、その巻第一のみが伝わっていたが、室町時代以降、秘蔵され、誰の知るところともならなかった。

　楊注『明堂』の佚亡した中国では、宋代以降、『明堂』といえば、『太平聖恵方』巻百を北宋で単行本化した『黄帝明堂灸経』であり、元末頃に出た『西方子明堂灸経』のことであった。

　これら二つの灸法書と、古代の『明堂』とは基本的に無関係である。『黄帝明堂灸経』はその内容から見て隋唐以降、唐末までに成立したものと見られ、『西方子明堂灸経』は唐代の『千金方』に影響を承けて成立したものである。『黄帝明堂灸経』は、その後、『鍼灸資生経』に『明堂下経』(「明下」と略称)として多数引用されたあと、元の竇桂芳の鍼灸叢書『鍼灸四書』に収められた。また鎌倉時代には日本にもたらされ、『千金方』とともに灸法の典拠書となった。

　他方、『西方子明堂灸経』は、明代になると『太平聖恵方』巻九十九を単行本化した『銅人鍼灸経』とあわせて刊行されて流布したが、日本への影響はほとんど見られない。

　この間、古代の『明堂』に関心を持った者は中国にも日本にもいない。古い『明堂』に対する関心が高まるためには、湯液分野における金元李朱医学の場合と同様、日本近世鍼灸を形成した明代鍼灸(とりわけ『十四経発揮』)に対する相対的距離感覚、あるいは疑念や不信がなくてはならなかった。そして、それは中国や朝鮮ではなく、日本近世に起こった。『十四経発揮』への不信は、江戸中期にまず『十四経発揮』の修正(宮本春仙、堀元昌など)や『十四経発揮』以外の中国兪穴資料の収集と比較考証(堀元厚『隧輸通攷』など)として現れ、さらにそれに加えて現存最古の伝承鍼灸古典『甲乙経』や『霊枢』の重要視(原南陽『経穴彙解』)へと移行していった。

江戸後期は『医心方』と仁和寺での『黄帝内経明堂』発見から

　江戸後期における『明堂』研究のきっかけと

なった出来事は、『医心方』に引かれた楊注『明堂』への注目と、京都の仁和寺における楊注『明堂』巻第一の発見である。

江戸後期の1791年、江戸医学館を主宰する多紀家は、『医心方』を転写して20冊とした。これは仁和寺所蔵本と多紀家所蔵の旧鈔零本若干冊を合わせたものである。この『医心方』の鍼灸巻である巻第二の前半は楊注『明堂』の引用で構成されているが、それを引いたと見られるものに、石坂宗哲の講義を手写した『十四経』（1798年）がある。さらにその幕末に近い1860年には、半井家から幕府に提出された古巻子本『医心方』全巻が模刻された。江戸幕府の倒壊はその7年後のことである。

仁和寺本楊注『明堂』巻第一の古巻子本（1213年書写本に基づく1296年の転写本）が発見されたのは、楊上善注『黄帝内経太素』の発見と同じ1820年代後半と見られ、少なくとも1831年までには著録（『医籍考』）され、小島宝素の精抄本などかなりの数の転写本がつくられ、広く知られるようになった。管見によれば、その影響が鍼灸書にはっきりと現れた最初は、目黒道琢の稿本（1797）を門人・藍川玄慎が補訂した『参攷挨穴編』（1839）である。藍川玄慎はその2年前の『穴名捜捷』（1837）編纂の際にも、すでに『明堂』残巻を参照していた可能性がある。しかし、これを刊行しようとする動きは、江戸時代の終わりまで見られなかった。

楊注『明堂』残巻の最初の活字刊行は、江戸後期の転写本を得た中国で最初に行われた。清末の1897年に出た袁昶が編輯した漸西村舎叢刻（漸西村舎彙刊）第24冊所収本がその最初で、これはその後、『叢書集成』初編（1935）や『増補珍本医書集成』（1961）に重刻された。廖平の『六訳館叢書』（1913〜1923）にも収められている。これは見返しに「隋本黄帝内経明堂」とあり、刊記によれば1916年に四川成都存古書局から刊行されたと知れる。他方、日本人の

手で楊注『明堂』残巻の全文が明らかにされたのは、随分遅く、1952年に雑誌『漢方』第一巻第四号掲載の石原明の論文「『明堂経』について」に排印されたものが最初である。

以上の重鈔本や活字本の原本である日本伝来の楊注『明堂』の影印については、本連載第91回で述べたので、省略する。

日本での『明堂』復元── 三者三様のとらえ方

古い『明堂』の全体を知るには、複数の『明堂』系資料の比較考証による厳密な復元作業が必要となる。その際に重要なことは、経文の校勘とともに、構成、兪穴や主治の配列である。なぜならば、『傷寒論』の場合がそうであるように、全体の構造をどう考えるかによって、個々の経文の意味が変わり、ひいては臨床の指南にも深く影響するからである。そうしたことに配慮せず、『明堂』を個々の兪穴と断片的な症状の無秩序な寄せ集めにすぎないと考え、そのように復元してしまえば、それはただ診断のない特効穴施術に道を開くだけである。中国古代の鍼灸を考えるための文献的価値もない。

『明堂』の復元に先鞭をつけたのは、孫鼎宜の『明堂孔穴／鍼灸知要』二巻（1909年自序。『孫氏医学叢書』〔1936年刊〕所収）である。孫の復元本は、その書題からも分かるように、専ら『甲乙経』に基づくもので、巻一は『明堂孔穴』、巻二は『鍼灸治要』からなる。この構成から、孫鼎宜が『甲乙経』の皇甫謐序に見える『明堂孔穴鍼灸知要』を、兪穴部位と主治の二つの部分からなる兪穴書、あるいは内容を異にする二つの兪穴書と見なしていたことが分かる。ただし、その実態は、『甲乙経』の『素問』『霊枢』の経文以外の禁鍼禁灸条文、兪穴部位条文、主治条文を集めて、新たに設定した、何の根拠もない

恣意的な章題の下に整理し直しただけに終わっている。孫は『甲乙経』巻之三の構成と章題、章題と兪穴部位表記の関係、章題の中の兪穴の配列の持つ意味に何ら注意を払ってない。巻之七から巻之十二に見られる主治条文とはそれらを含む章題との関係についても同様である。『明堂』系資料との校勘も、甚だ不十分である。このため、その努力にもかかわらず、孫の復元は、中途半端なものに終わってしまっている。

　日本における『明堂』復元に最初に着手したのは石原明で、前掲の石原論文の末尾には「私は第二巻以下が散逸しているのを残念に思い、前記引用書の本文を拾い集め排列して「明堂経」の復元を企て、すでにその半数以上をほぼ完全に近いまでに復元し得たが、まだまだ前途に多くの疑問と困難が伏在している。いずれ復原した「明堂経」を発表するつもりである」とある。しかし石原の『明堂』復元の成果は、1980年の死まで公表されることはなく、今、その様態を知るすべはない。

　わが国における本格的な『明堂』の研究と復元は、1972年に発表された藤木俊郎の論文「明堂経の考察」（「経絡治療」第30号）に始まる。この論文は、現在では批判されるべき多くの点があるとはいえ、その後の『明堂』研究に与えた影響は大きい。しかし、藤木の『明堂』復元は、1976年の彼の死により未完に終わり、肺経、大腸経、陽明胃経の復元を試みた自筆草稿が遺された。それによれば、藤木は基本的に楊注『明堂』の兪穴部分の復元を目指している。これは藤木が楊注『明堂』の構成と内容を古い『明堂』を伝えるものと考えたからである。『明堂』残巻が遺っている肺経部分は、冒頭の肺の蔵象を述べた部分や楊上善注も含めてそのまま転写するとともに、『明堂』系資料との校勘を附し、大腸経、胃経については、「主治症の順は、甲乙、外台によらず……医心方の順により排列する」（商陽穴の主治への注記）とした。具体的には、

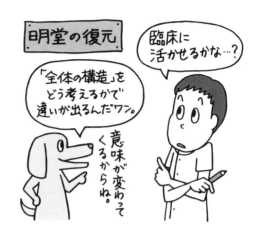

まず楊注『明堂』の節略である『医心方』の兪穴条文を定礎とし、『外台秘要方』や『甲乙経』『千金方』などにその同文や類文を求め、定礎の条文の前後に当てはめていく手堅い手法を採っている。ただし、『明堂』における各経脈中の兪穴の配列は不明であるから、これは通行の『十四経発揮』の順序にしてある。

　藤木の薫陶を受けた桑原陽二は、藤木の志を継いで、1991年に『経穴学の古代体系』（續文堂）を刊行した。これがわが国で最初の『明堂』全文の復元である。その方法は、楊注『明堂』を古代の『明堂』の〈原本〉に最も近いものと見なし、それに準ずるものとして『外台秘要方』と『医心方』をあげるが、『甲乙経』は『明堂』の体例を組み替えたものと見なし、よって「原本に対する忠実度はそれ程高いものではない」とする仮説を前提としている。ただし、復元の実際を見ると、兪穴の経脈配当や順序はもちろん、主治病証の配列なども藤木とは大きく異なる。藤木のように楊注『明堂』残巻に基づき楊注『明堂』の全体を可能な限り忠実に再現したものとはいえず、復元の目標、方法、根拠に十分に理解できない点のあることが惜しまれる。

　次回は、これらに続く日中の三つの『明堂』復元の試みについて述べる。

世界メディアが伝える「鍼灸」最新動向

❶ 米国黒人はオピオイドだけでなく鍼も含めた痛み治療から見放されている

【米国KUOWI】

　米国ワシントン州の公共ラジオ放送局KUOWは1月15日付のラジオ番組で、米国では人種バイアスの影響により、黒人への痛み治療に対して、オピオイドなどの標準医療だけでなく、鍼治療などの代替医療についても活用が進んでいないと伝えました。

　番組では、ペンシルバニア大学医学部フェローの医師と専門看護師の2人の有識者へのインタビューで、最新の疫学研究によって明らかになったこの事実を解説しています。有識者らは、米国の黒人は歴史的に医療現場で不平等な扱いを受けており、痛み治療でも同様の傾向にあると指摘しています。さらに、インタビューでは、医療現場で痛み治療が十分に行われていないため、黒人は、違法に入手した痛み止め薬、すなわち麻薬に類する薬物を使う傾向が強いことに加えて、鍼治療などの代替医療へのアクセスについても制限されている可能性があるとしています。有識者らは、多くの患者から鍼治療や理学療法などの非薬物的治療による痛みコントロールが非常に有効だという話を聞き、実際にも非常に効果があると認識していると述べています。そのため、今後、黒人だけでなく米国で一般的に鍼治療へのアクセスを改善することが必要であり、医学的なエビデンスの積み重ねと医療保険での適用が不可欠だとも言及しています。

ラジオ音声聴取可（6分）

"Black Americans Tend To Live With Unmanaged Pain When Under-Prescribed Opioids Due To Racial Bias" KUOW-Jan 15, 2020
「人種バイアスによって、米黒人はオピオイドなどによる痛み治療を受けないまま生活している傾向がある」
http://bit.ly/2R1glX6

❷ 米国メディケアで鍼治療の保険適用がスタート

【米国Forbes】

　米国Forbesは1月24日付の記事で、米国高齢者向けの公的保険メディケアにおいて、鍼治療を保険適用することを正式に開始すると伝えました。

　記事によると、米国保健福祉省のメディケア・メディケイドセンター（Centers for Medicare & Medicaid Services：CMS）が、トランプ政権のオピオイド禍への目玉対策の一つとして、メディケアとしては初めて正式に鍼治療の一部を、メディケア保険本体でカバーすると発表しました。記事では、メディケアが保険適用するのは、慢性腰痛に対する9カ月間で12回の鍼治療と、その鍼治療によって効果が見られた場合の8回分の追加的治療と伝えています。また、CMSのコメントとして、今回の

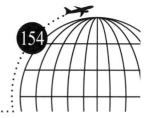
株式会社ラーカイラム 執行役員　日本伝統鍼灸学会 理事　**中田健吾**

保険適用の範囲を決定するにあたって、すでに鍼治療を保険適用している民間の医療保険での実績を検証したと伝えています。さらに、鍼治療がメディケイドの対象である65歳以上の高齢者の慢性痛治療に効果があるというエビデンスはほとんどないものの、鍼治療は対象者の年齢を問わず、慢性痛の痛みや動作の改善に効果があることを示す研究結果があり、CMSはそれをもとに保険適用を決定したと発表しているとも伝えています。

記事

"Medicare Will Now Pay For Acupuncture In Part Due To Opioid Abuse"　Forbes-Jan 24, 2020
「メディケアがオピオイドの代替治療としての鍼治療の保険適用を開始する」

http://bit.ly/2uAlX2b

---

❸ 鍼治療をドライニードリング治療として提供し効果を上げる米国の理学療法士たち

【米国WTRF】

米国ウェストバージニア州のCBS系列テレビ局WTRFは1月27日のニュースで、理学療法士によるドライニードリング治療によって、関節の痛みや筋肉のこりが緩和すると伝えました。

ニュースでは、米国内で理学療法士が提供するドライニードリング治療への人気が高まり、約1年前からウェストバージニア州立大学病院の理学療法リハビリテーションセンターで、ドライニードリング治療を提供していると伝えています。また、ニュースでは、ドライニードリング治療とは鍼治療に似た治療法で、鍼を5〜10本程度、首や腰の筋肉の緊張のある場所や圧痛点（テンダーポイント）に刺入したり、低電圧のパルス刺激を与えたりする治療法だと紹介しています。大学病院の理学療法士はインタビューで、ドライニードリング治療によって筋肉の緊張や痛みが改善し、腱炎の治療にも効果があると述べています。合わせて、同じくインタビューで、患者が首や肩へのドライニードリング治療によって手のしびれが消えたとその効果の高さを訴えている様子も伝えています。

ニュース映像あり（1分33秒）

"'It really helps': Physical therapist examines dry needling"　WTRF-Jan 27, 2020
「理学療法士はドライニードリングの効果を確信してきている」

http://bit.ly/2HutX7C

❹ 鍼治療などの代替医療の活用によってオピオイド処方量の激減が可能に

【米国AP】

　米国や世界にニュースを配信しているAPは1月30日付の記事で、米国ミズーリ州のメディケイド保険でのオピオイド処方量を2年連続で激減させることに成功し、その陰に鍼治療などの代替医療の活用があったと伝えました。

　記事では、低所得者向けの米国公的保険メディケイドの活用データで、ミズーリ州でオピオイドの処方量が2018年と2019年の2年連続で2桁台の減少率を達成したと伝えました。記事では、この結果、同州メディケイドでのオピオイド処方量がピークだった2012年から比べると、2019年には処方された患者数はそのときからおよそ半減し、処方された薬剤の量は3分の1になったと伝えています。同州では、2012年からオピオイドの処方による副作用による死者数を減らす取り組みを開始し、2017年からはオピオイド処方を連続で7日間以上認めない方針を打ち出したり、慢性疼痛に鍼治療や理学療法やカイロプラクティックなどの代替医療を提供するようにしたりして、これらの取り組みが奏功したという見方を示しています。

記事 ....

"Opioid prescriptions down significantly in Missouri Medicaid" AP-Jan 30, 2020
「ミズーリ州のメディケイド保険のオピオイド処方量が劇的に減少した」

http://bit.ly/2UXnQ3u

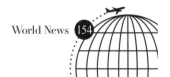

今回の 世界メディアの読み方

World News 154

普及発展において問われる
医療サービスとしての鍼灸の価値

　記事❷は、米国メディケア保険が、慢性腰痛に対する鍼治療の保険適用を開始することを伝えるニュースです。米国オピオイド禍への対応策の一環として、メディケアで鍼治療を保険適用することはすでに昨年から決定しており、この連載でも関連記事やニュースを何度も取り上げています。今回の記事❷は、保険適用の決定を伝えるものではなく、今年、正式に開始されることと、保険適用の具体的な内容などを解説したものです。

　メディケアは全米の65歳以上の高齢者を対象とした公的保険で、米国の高齢者全員に最低

限の医療を公的に保障するいわゆる皆保険制度（ユニバーサルケア）です。民間の医療保険が主流の米国において、公的医療保険であるメディケアが適用する医療の範囲は非常に限定的になっています。その点は、ユニバーサルケアの観点から問題視されているものの、いい換えれば、メディケアでは米国政府が本当に必要だと認めた医療しか保険適用していないともいえます。今回、その適用医療に鍼治療が入ったことは、鍼治療が米国政府から「医療としてのお墨付き」を与えられたことを示しているといえます。このことは、鍼灸の普及・発展という側面では、非常に画期的な出来事でしょう。

この背景には、実際に、米国の医療現場で、鍼治療が慢性疼痛に対するオピオイドの代替医療として効果を上げていることがあります。今月のメディアの記事❶や❹でもそのことを報じています。こうして、オピオイド禍への対応策として慢性疼痛への鍼治療が実質的に大きな効果を上げていることが、今回のメディケアによる鍼治療の保険適用に結びついていることに、疑いの余地はありません。

一方で、記事❷では「メディケイド史上初めて鍼治療の保険適用を決定したのは、トランプ政権が国民的課題であるオピオイド禍に対して最大限の取り組みを行っていることを示す」ためでもあったとしています。

つまり、今回、米国政府が鍼治療に医療のお墨付きを与えた最大の理由は、トランプ大統領の政治的動機に基づいたリーダーシップだった可能性が高いということです。

このことは、日本の鍼灸治療を日本国内の公的保険のなかでお墨付きを得るために重要な示唆を与えてくれています。国家財政や政策によって厳密に管理されている公的保険は、予算が決まったスーパーでの買い物が「買い物かご

の中身を取捨選択する作業」のようなもので、ある医療を新たに公的保険の範囲で保険適用する場合には「既存の保険医療の束（＝バスケット）の中身を見直す作業」が必要になります。したがって、日本の鍼灸が公的保険で適用される医療の束に入るということは、すでにほかの保険医療が外れることになり、そこには既得権益を守る力が働きます。日本鍼灸は限りある資源（ヒト、モノ、金、情報）で、その抵抗勢力に打ち勝つ努力が必要になりますが、まず努力しなければいけないのは、政治への働きかけということになります。もちろん、より堅牢な日本鍼灸の科学的エビデンスの新規獲得も大事なことです。しかし、それは十分条件であると戦略的に割り切って、むしろ、米国の例を引くと、まずは決定権者（議会や政府）の思惑や手柄と結び付くかたちでのロビー活動が主で、それを後押しするのに必要なエビデンスだけを提供する程度に考えたほうがいいかもしれません。

ただし、誰でもある程度の効果が出せる点を強調して鍼灸が広く受け入れられることを目指したり、ましてや政治力によって鍼灸が保険診療に加わることを目指したりすることは、記事❸にある米国のドライニードリングの例のように、鍼灸師の存在や日本鍼灸が持つ多様性や繊細さなどの特長が失われていくことになります。

日本鍼灸の特性のなかで患者が価値を見出す点はどこなのか、その価値の中で日本の鍼灸師が果たす役割はどこにあるのか、こうした医療サービスとしての鍼灸（師）の価値を見出す努力によって、保険診療における鍼灸の役割、社会のなかでの役割もおのずと決まってきます。メディア記事を読み解くことで、患者や社会が鍼灸をどう見ているのか、鍼灸の何に期待しているのか、などの道しるべを得ることができるのです。

第58回日本臨床鍼灸懇話会
全国集会に参加して

日本臨床鍼灸懇話会
鈴木広希（すずき・こうき）

　鍼灸大学を2019年3月に卒業して、鍼灸師になって8カ月あまりの新人です。若輩の身ですが、今回、日本臨床鍼灸懇話会全国集会に参加して見聞した印象を述べさせていただきます。

　第58回日本臨床鍼灸懇話会全国集会が2019年11月30日、12月1日の2日間、森ノ宮医療学園専門学校にて開催され、「鍼灸院診断学再考－誤診による風評被害からの回避－」を大会テーマに特別講演、研究討論、実技公開などが行われました。参加者は学生を含めて130人あまりでした。

会長講演

　会長講演では、尾﨑朋文氏（日本臨床鍼灸懇話会会長）が登壇し、「鍼灸院診断学の再考－本会での鍼灸院診断学の歴史と意義」をテーマに発表されました。尾﨑氏は、病態把握でミスのあった自身や他者の症例を紹介。整形外科で「変形性脊椎症」と診断を受けた63歳女性が来院し、理学検査で気になる点はあったものの、のちに別の外科で「圧迫骨折」と診断され冷や汗をかいた症例、「心筋梗塞」に起因する肩こり、背痛、胸痛を抱えた59歳男性を、鍼灸師は「肋間神経痛」として治療し、急変を起こして心筋の9割が壊死してしまい、損害賠償請求額7,000万円で訴えられた症例などを提示

しつつ、適切な病態把握の重要性について解説されました。

　また、懇話会が鍼灸師の質の担保と向上のために、症例集積委員会の活動、現代医学に基づく鍼灸診断の構築、理学的所見の共通カルテの必要性に至った歴史を紹介され、学生時代に勉強した病歴の聴取や理学的検査などの重要性を再認識しました。

特別講演

　続いて特別講演「How To鍼灸院経営〜最高のサクセスストーリーはEBMから〜」では、中村真理氏（まり鍼灸院）が、懇話会がこれまで触れることのなかった「鍼灸院の経営」について講演されました。

　中村氏は臨床、教育、研究と多方面において積極的に活動されています。特に小児はり、美容、育毛、顔面神経麻痺などについて臨床研究を実践され、積極的に学会発表をされています。まり鍼灸院での経費的な数値を惜しげもなく披露し、鍼灸院のイメージ戦略に始まり、人材育成、EBMに基づいたWebサイトの内容、医療連携や患者説得トークと収益向上の方法を紹介されました。鍼灸師として、学術の向上だけでなく、経営感覚の必要性も感じました。

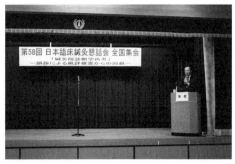

会長講演に登壇する尾﨑朋文氏

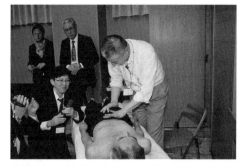

実技公開で腹部打診を披露する鈴木信氏

実技公開

実技公開「症例報告に基づいた検査法から治療法までの公開」では、鈴木信氏（米山鍼灸院）が講演と実技を披露しました。

鍼灸師が行う検査法では、主訴とは関連しないかもしれない所見や情報でもしっかりと取ることの重要性を指摘。身体の体質傾向を始め、長期間にわたる患者対応には不可欠な情報であり、診察を丁寧に行うことで自信を持って患者への病態説明や鍼灸治療ができるようになること、また効果が思わしくないときの反省材料にもなることを解説されました。さらに、触診や打診、および顎下リンパ（米山点）刺鍼の実技も披露し、「患者を診る」ことの重要性について再確認しました。

研究討論

研究討論1「開業鍼灸師に対する風評被害の回避とその地域性」では、佐野善樹氏（一般社団法人北辰会　さの漢崇院）が登壇。開業した場合、風評被害の地域性を考慮すること、特に地方での病態把握のミスは鍼灸院にとって致命傷となることを指摘され、病態把握の重要性を感じました。

症例報告「左殿部の筋力低下による歩行障害に併発したパーキンソン病の1症例—鍼灸治療の適応・不適応病態における鑑別の重要性を再考した症例—」では、中島茂氏（みどりの風鍼灸院）が発表。「鍼灸治療の適応・不適応病態」の鑑別に不可欠な、鍼灸師でも可能な「重篤疾患の示す特徴的な徴候」を見逃さないための現代医学の知識と、その診察技術がいかに重要であるかを述べられました。

研究討論2では松下美穂氏（森ノ宮医療学園専門学校鍼灸学科長）が「刺鍼手技の違いによる生体の変化～超音波診断装置を用いて～」をテーマに講演。従来は刺鍼手技の違いによる筋膜の動きしかイメージすることができなかったところを、超音波画像を使用することによって、刺鍼時の手技を視覚的に丁寧かつ的確にとらえられ、より客観的に安全で効果的な刺鍼につなげることができると報告されました。

実技体験「刺鍼テクニックのための刺鍼実技体験」では、吉崎和樹氏（吉崎鍼灸院）が、鍼灸治療は病名分類ではなく、病態分類によって使い分ける触診法と刺鍼法が重要であると述べ、講演と実技を披露していただきました。患部の熱感、冷感、緊張、硬結、圧痛などの診方と切皮刺や穴周縁刺や穴雀啄得気刺などとの関係についての解

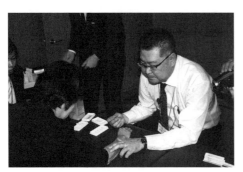
実技体験で刺鍼や触診を解説する吉崎和樹氏

説と練習法も実演されました。問診や検査の結果を総合的に判断して決定することはいうまでもなく、触診と刺鍼法のリンクした考え方に感銘を受けました。

まとめ

　学生のとき、全日本鍼灸学会や日本臨床鍼灸懇話会などの勉強会やセミナーへの参加を教員に薦められて参加しました。いろいろな会があり、それぞれの会の特徴があり、学生ながら勉強になりました。国家試験に合格し、鍼灸師として鍼灸治療の現場

に立つことで、鍼灸臨床の深さや難しさを痛感しています。懇話会に参加して、すべてを理解できたかは疑問ですが、日頃疑問であったことなど、学生時代とは全く違った次元での臨床の面白さと怖さについて見聞することができました。

　開業鍼灸師でないとできない鍼灸臨床の発表が中心である懇話会に参加して、臨床鍼灸師の自らの発想と努力をもって発表されたことを見聞することで、改めて鍼灸臨床の深さと難しさと面白さを勉強させていただきました。

　とかく私は、患者をよくしたい一心で、ツボの選択や手技について短絡的に考えていましたが、今回、懇話会に参加して、鍼灸の適・不適の問題を含めた正確な病態把握、触診と刺鍼法との関係、さらには学術的研究と収益性や経営の関連性について、多くのことを学びました。

　最後に、懇話会に2日間参加して、心地よい疲労感で家路につくことができました。ありがとうございました。

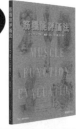

鍼灸師による「気」の発見
—医療人類学的視点によるナラティブ分析—

Study

稲森英彦　プラナ松戸治療室代表
（いなもり・ひでひこ）

1968年、東京都生まれ。慶應義塾大学文学部医療人類学専攻卒業。1998年に鍼灸師資格を取得後、数年間心療内科に勤務。パニック障害、うつ病、双極性障害、拒食症、過食症、自律神経失調症、神経症レベル、統合失調症などの鍼灸治療に従事。2005年に心療内科系・自律神経専門鍼灸院であるプラナ松戸治療室を開設。2012年に（公社）日本心理学会認定心理士を取得。ライフワークで研究しているテーマは気・意識・身体。

I. はじめに

1. 研究の背景

　鍼灸師は鍼灸学校や臨床のなかで「気」の体験を通して社会化され、気の文化的な脈絡で現実を再構成していく。本研究では鍼灸師がどのようにして東洋医学の伝統的な気の世界観を受け入れていくのか、その社会化の過程を明らかにする。

　鍼灸がその重要な一部をなす東洋医学は現在、日本における多元医療システム（pluralistic medical systems）の一翼を担っている。多元医療システムとは一つの社会のなかで根本原理が異なる複数のヘルス・ケア・システムが存在している状態である。医療人類学者のアーサー・クラインマン（Arthur Kleinman）は人々のさまざまな疾病への対応行動を一つの文化システムとしてとらえ、民間セクター、専門職セクター、民族セクターの3つに分類した（クラインマン1992: 53-65）。辻内琢也ら（2005）によると各セクターの内容は各国の状況によって異なるが、日本においては以下の3つに分けられるという。

　①民間セクター（popular sector）：家庭医学、市販薬、民間薬、健康食品、サプリメントなどの利用で医療者がかかわらない一般人の手当て。

　②専門職セクター（professional sector）：病院や医院、薬局、保健所などで行われる生物医学に基づく医療。制度として正統な医療。

　③民族セクター（folk sector）：東洋医学（漢方薬、鍼灸、按摩など）、カイロプラクティック、オステオパシー、植物療法、ホメオパシーなどの伝統医療・民族医療など。

　東洋医学は民族セクターとして日本の医療に根づいている。医療人類学者のマーガレット・ロック（Margaret Lock）によれば、日本の疾病構造が第二次世界大戦以降、急性病から慢性病へと変化し、世界医学（西洋医学）がそれに応えられないことや、マスコミが東洋医学を取り上げていること、また科学の世界でも生態学的・全体論的なモデルに興味を示していること、日本の伝統的なエトスが潜在的に守られていることなどを理由に東洋医学が復活していると述べている（ロック1990）。ロックがいうように、たしかに東洋医学は私たちの身近に存在し、街を見渡せば鍼灸院や漢方薬局、あん摩マッサージ治療院などが目に入る。また80大学の医学部すべてに漢方教育が組み込まれたことにより、

クリニックや病院で漢方薬を処方されることも珍しくなくなった（今津2012）。東洋医学は現在、多くの日本人の健康を支えているのである。

東洋医学の中心概念は気であり、現代医学の世界観とは大きく異なる。気の概念は次の3点にまとめることができる。それは①自然の気、②人体の気、③運気である（黒田1987）。自然の気とは、天気、地気、春気、風気、雲気など、万物を構成するものであり、自然界を機能させている気である。人体の気とは、血気、精気、生気、元気、神気、心気など、人体を構成し、精神を生じさせ、生理機能を維持する気である。運気は天体の動きを主宰し、ひとの運勢などに影響する気である。このように気の概念は、自然、人間、天体の動きなどを一元的・全体論的にとらえ、自然界と人間とがダイナミックに交流する世界観を持っており、現代医学の世界観とは大きく異なる。そしてその特徴ゆえに多元医療を構成する民族セクターとしての意義があるといえる。しかし東洋医学を担うはずの鍼灸師が必ずしも気の文化を受け入れ、全体論的な治療をしているわけではない。その問題点を以下に述べる。

2. 問題意識

気の概念で治療を行い、民族セクターとして機能するはずの日本の鍼灸師は西洋化している。鍼灸師は鍼灸学校で東洋医学の理論を学ぶが、伝統的な気の世界観を受け入れられる学生は多くない。また気の世界観を授業の中心に据えている学校は極めて少数である。私は20年間鍼灸師として活動し、鍼灸学校の教員も経験した。私が鍼灸学校にいて驚いたことは、東洋医学に全く興味がない学生や、東洋医学を科学的な文脈でとらえるもの、さらには嘲笑するも

のまでがいたことである。そして鍼灸学校の教員も気に対して懐疑的なものが少なくなかった。

もちろん鍼灸の科学的な研究は重要であるし、科学的な鍼灸でも効果は出るだろう。しかし長い伝統のなかで培われてきた知識や技術を活かすことは難しい。ロックは鍼灸が科学的な評価を受けているが、科学的な観点では何世紀も使用されてきた鍼の特徴や効果をわずかしか理解できないとし、それを完全に知るには文化的な脈絡のなかで東洋医学を理解することが必要だと指摘している（ロック1990）。ロックがいうように文化的な脈絡のない治療も過去の知識や技術を生かすことができない。したがって全体論的な治療を行うことができず、現代医学とは異なるアプローチである東洋医学の特長を活かすことができないのである。

一方で、気の文化を受容し臨床で全体論的な東洋医学の治療を行って、民族セクターとして機能している鍼灸師がいる。そこで本研究では気の文化を受容した鍼灸師たちに注目し、彼らがどのように気を受容したのか、その社会化の過程を明らかにする。

論点は「気の概念に基づいた鍼灸師の社会化にはどのような条件が必要なのか」である。そして仮説として「社会化に必要な条件は、科学では説明のつけられない気の体験をすることである」とする。この仮説を鍼灸師たちのナラティブ・データを元に検証する。

Ⅱ. 鍼灸師による「気」の発見

1. 社会化とは

社会化とは個人がそれぞれの文化の構成員と

して、必要な知識や価値観、行動規範などを身につけていく過程をいう。社会化とは社会学者のアンソニー・ギデンズ（Anthony Giddens）によれば「無力な乳児が、徐々に自己自覚でき、理解力を持つ大人になり、自分の生まれた文化の諸様式に習熟していく過程」であり、親のやり方を学び、社会の規範や価値観を身につけ、社会的な慣習を確立していく文化の学習過程をいう（ギデンズ 2015: 182-183）。社会化において行動に影響を与える集団や制度はエイジェントと呼ばれ、家族、友人関係、学校、マスメディアなどがそれに当たる。社会化には個人差があるが、それは性別、発達段階の違い、知的能力、性格によって生じるとされている（菊池 2011: 44-47）。社会学者のタルコット・パーソンズ（Talcott Parsons）によれば、社会化には第一次社会化と第二次社会化のプロセスがある。第一次社会化は幼児期や児童期に生じ、子どもたちがその後の学習にとっての基礎を形成し、言語や基本的行動様式を学習する時期である。第二次社会化はその後の児童期後半から成熟期にかけて行われ、この段階で、家族からほかのエイジェントに社会化の一部が引き継がれる。学校や友人、さまざまな組織体、メディア、職場などがエイジェントになる。エイジェントとの相互作用によって自らの文化様式やそれを構成する価値、規範、信念を学習していくのである（ギデンズ 2015: 186）。

2. 社会構成主義アプローチ

社会構成主義とは、現実は文化的に構成されたものであるという考え方である。人々はそれぞれの文化の脈絡で現実を理解するという立場であり、つまり「現実」とは異なる文化で育っていれば、異なった意味づけをして解釈される

ということである。例えば「頭が痛い」という現実も、日本人の解釈とアンデスのシャーマンとでは解釈が異なる。アンデスのシャーマンによると病気は悪いスピリットが原因なのである（実松 2005: 87）。もちろん日本人のなかでも解釈は異なり、医学的知識が豊富なものは「医療化」された「頭痛」として解釈するだろうし、医学教育を受けてこなかった人々は、それぞれの個人史における文化に基づいて解釈するのである。社会学者のハーバート・ジョージ・ブルーマー（Herbert George Blumer）によれば、あらゆる事象はシンボルであり、私たちはシンボルを自身の文化で解釈し、理解し合って現実としているのである（ブルーマー 1991）。

医療もそれぞれの文化的脈絡のなかで生じており、症状や苦しみといったシンボルの解釈はそれぞれの医療文化で異なる。クラインマンは「病い（illness）」と「疾患（disease）」を区別し、「病い（illness）」とは、なんらかの症状や苦しみをその人が所属する社会集団の文化で解釈するものであり、どのように治療するかといった慣習的な判断も含まれているという。一方の「疾患（disease）」とは、治療者がそれぞれの医療文化に基づいて、症状や苦しみを特別な用語体系や分類法でカテゴリー化し、解釈して創り出されたものであるという（クラインマン 1996: 4-6）。現代医学、東洋医学、カイロプラクティック、アーユルヴェーダ、ユナニ医学など、それぞれの「疾患（disease）」の解釈は異なる。現在、日本を含む先進国ではバイオメディスンが支配的であるが、バイオメディスンによって再構成され、解釈された「疾患（disease）」だけが「現実」であるとは、社会構成主義では考えないのである。

治療者もそれぞれの医療文化のなかで社会化されている。それぞれの医療文化における特別

な用語や分類、記述の仕方を学習して症状や苦しみといったシンボルを定式化するようになっていく。医療人類学者のバイロン・グッド（Byron J. Good）は医学部の学生が入学後に解剖学や症候学を学び、膨大な専門用語を記憶し、それらを駆使して学生たちが「患者」を再構成していく過程を論じた（グッド 2001: 110-151）。同じように鍼灸師も気の文化に触れることでその文化に基づき社会化され、気の文化的脈絡で現実を再構成するようになるのである。

3. 研究方法と対象

（1）研究方法
　本研究では質的研究であるエスノグラフィーを用いた。辻内によれば質的研究は量的研究に比べると事例数が少なく、分析に客観性が乏しいという批判もあるが、文化や社会、人間という複雑で曖昧な存在やその活動を研究する場合には効果的であり、量的研究では得られない詳細な情報や調査者の想定を超えた仮説が生まれる可能性があるという（辻内 2005）。本研究ではエスノグラフィーで得られたナラティブ・データをもとに、社会構成主義アプローチで鍼灸師の社会化の分析を試みる。

（2）対象
　対象は臨床経験13～49年の鍼灸師6人である。対象者は私が以前所属していた気の鍼灸を追及している研究会から4人、また知人2人の鍼灸師にインタビューを依頼した。5人に対しては1対1による対面のインタビューを行い、他1人に対してはスカイプによる画面を通してインタビューを行った。質問内容はある程度用意しておくが、自由会話形式とした。インタビューは約1時間で、会話内容はボイスレコー

ダーに録音し、そこから文字起こしを行った。なお対象の鍼灸師からはインタビューを論文に掲載することへの同意を得ている。

4. エスノグラフィーの結果と考察

（1）結果
1）思いが気を乱す（面接日2017/03/29）
　藤原典往氏は臨床20年目で大阪府出身の鍼灸師である。現在、仙台市で鍼灸院を経営しながら数校の鍼灸専門学校で非常勤講師をしている。

　氏は父親が病により体調を崩しがちだったため、自然と医療や鍼灸に興味を持つようになった。

　父親は時折不思議なことを言った。

　「親父がおかしくなったときに、彦兵衛さんの墓がないと言い出して、そんなことない、あそこに墓があるやんけ、と調べてみたら墓じゃなくて塚やったのね」

　「彦兵衛さん」とは家業の屋号に使用している江戸時代の人物の名前で、その土地では有名な人物であり、墓はあると思い込んでいたのである。

　氏は子どもの頃、祈祷師が毎月拝みに来るのを横で見ていた。

　「普通じゃない、日常的でないことが日常的にあるわけさ」

　そのような状況が目に見えない世界を身近に感じさせた。そして目には見えない不思議な世界を恐れた。

　「取り憑かれてそうなるんやったら、お祓いできればいいやん」

　氏は異界の恐怖を克服するために、祖父の友人である山伏に13歳のときに弟子入りし、修行に入る。高校へは進学するが2年生で中退。

20歳頃には東京に本社がある大阪のスポーツクラブでスポーツマッサージの仕事をするようになった。

16歳から中国武術に興味を持ち修行するようになるが、中国武術は東洋医学と根を同じくし気の概念が主な世界である。その修行を通して目に見えない世界と人体に対してさらに興味を持つようになった。

仕事の関係とマッサージ師の資格を取得するために大阪から上京したが、中卒では受験資格が得られないため通信制の高校へと進学した。

高校を卒業すると本格的に東洋医学を学ぶため鍼灸学校に入学した。氏が入学した鍼灸学校は、伝統的な東洋医学を教える関東の有名校だった。東洋医学の理論と関係の深い「易」を教える珍しい学校で、鍼灸実技も気を重視した内容だった。

鍼灸学校1年生のときに大腸がんが肺と肝臓に転移し、頚部リンパ節が大きく腫脹した患者を無償で施術した。頚部リンパ節の腫脹により声が出ない状態であったが、『鍼灸真髄』（医道の日本社）のなかに「腫瘍には灸」との内容を思い出して首の腫脹した部位の周りに施灸を試みた。次の日にその患者から電話があり、施灸後に咳き込み、喉から肉の塊が排出されて声が出るようになったと報告を受けた。

「感覚的にはさ、体が正しい位置に戻れば、いろいろ余計に飛び出ているもんなんかがなくなるイメージがあったのな。手探りでやってたお灸が、その肉がポロッと出てきて、あまりにリアルな現物が出てきて、スゴイな鍼灸って思ったな」

まだ鍼灸学校の1年生でもあり、東洋医学の知識はあまりなかったが、人体の不思議さや鍼灸の効果の高さを実感し、東洋医学にのめり込むきっかけになった。

最近の症例では外科医から肩が痛いと紹介された肝臓がんの患者を診た。肝臓がんは手術をすることになっていたが、肩が痛くて腕が上がらないという。身体を診ると肝臓の上の肋骨部がグニャグニャの状態になっていた。腕が上がらないのはその影響だと思った。肋骨部には熱感があり、灸はできないと判断し、手の感触で異常感のあった足裏のタコに灸をしてみた。知熱灸を行ったがまるで熱感を感じず、燃え尽きてしまった。そのあと肋骨部を触診すると、骨が硬くなっている感じがした。腕を上げてみるようにと伝えると、その場で上げられるようになった。氏は鍼灸治療には鍼灸師の感性が重要だと感じている。

「うーん、気といえるかどうか分からないけど、目に見えないものっていうか、見えるものだけでは（治療）できない」。鍼の刺入の深さも感覚で判断しているという。

氏は気をどのように認識しているのであろうか。

氏が13歳で山伏の修行をしていたときに、祈祷によって病を癒す療養場に同い年くらいの少年が運ばれてきた。その少年はピクリともしない状態であり、大勢の山伏たちが少年の体に手当（ハンドヒーリング）を1カ月ほど行った。氏は1カ月ほどで山を降り、3カ月後に再び行場へ戻ったが、そのとき身動き一つできなかった少年が普通に歩いていた。そのことから人は信仰や信念で人を癒すことができると感じた。

「信念みたいのがあって、それがあることで気が動くというか、後からついてくるんじゃないかなっていうのはどこかで思っている」

では、病気はどのようにして起こると考えているのだろうか。

「その人の思い。何かその人の持っている思いっていうのがさ、良い悪いにかかわらず、何

かこう、澱というかホコリというか、汚れみたいのがあって、それがちょっと身体についている感じがする。鍼をパッと打つことで、それが一瞬パッと変わるというか、曇りを一瞬晴れさせるというか、そんな感じはすごくする」。藤原氏は、病気とは私たちの持つこだわりが気を滞らせた結果生じるものであり、その気の滞りは鍼で散らすことができると考えている。

2）経絡の気を調整することで逆子が改善
（面接日 2017/04/24）

　小平賢晴氏は臨床14年目の鍼灸師で、栃木県出身の鍼灸師である。地元で鍼灸院を経営している一方で、真言宗豊山派の僧侶でもある。氏が鍼灸に興味を持ったのは、母親の持病が鍼灸で改善されたことがきっかけだった。

　高校卒業後に2年間浪人をし、建築関係の専門学校に進学するが、次第に建築に興味が持てなくなった。その頃、母親が鍼灸院に週に2回ほど通っていたが、持病の心臓の調子が次第によくなっていった。かかりつけの鍼灸院の院長は氏の剣道の師匠でもあり、師匠に対する憧れもあって建築関係への就職はやめて鍼灸師になろうと思った。師匠に相談したところ出身校の受験を勧められ、その鍼灸学校に進学することを決めた。

　氏が入学した鍼灸学校は現代鍼灸を授業の中心に据えた学校だった。東洋医学系の授業もあったが、氏は東洋医学の伝統的な世界観に興味を持てなかったという。

　「自分的にはそっち（西洋医学の世界観）のほうが、分かりやすいっていうか……、どっちかというと東洋医学よりも筋肉のような、科学的なほうが数値として出るので理解しやすかったですね」と氏は言う。

　卒業後は現代鍼灸を活かし整形外科や接骨院で仕事をし、その後開業する。初めて就職したのは整形外科のリハビリ室で、そこでマッサージを行った。院外に接骨院があり、そこでは鍼ができたので希望を出して異動した。接骨院では腰や膝などに鍼をすることができたが、鍼を求める患者はそれほど多くはなかった。その後、数件の接骨院でキャリアを積み、2009年に開業した。開業当初は運動器疾患の患者がほとんどだった。鍼治療は筋肉の走行や緊張が強い部位、圧痛点に鍼をするスタイルで、ときどきパルス治療器を使用していた。鍼は使用しているものの、東洋医学の世界観はほとんど使っていない。氏にとって気の世界観は分かりづらいという。

　「（気の）実感は多分ないですね。筋肉って絶対あるものっていう、分かりやすいじゃないですか。けど気の流れとかって、分かりづらいじゃないですか。経絡って流れてるっていうけど、血管と違うじゃないですか。目に見えないじゃないですか。そういう点で多分自分の頭のなかでハテナマークが出ちゃうのかな」。目に見える物質のほうが、氏にとってリアルだという。

　そのように現代鍼灸で治療を行っていた氏だが、開業後には東洋医学の身体観も必要になっていく。あるとき20代と30代の女性が逆子治療のため来院した。氏が足の腎経に灸をしたところ逆子が治った。内臓系の患者が来院したときは、自然に東洋医学の知識を使うのである。

　「痛みに関しては、さっきほど言ったみたいな現代的な感じが頭にパンッて出てきちゃうんですけど、（東洋医学を）全く信じてないっていうわけではないんでしょうね」と必要なときに東洋医学の知識を使うことは躊躇しない。そして逆子治療の体験から東洋医学に関心が強くなったという。

　「面白いと思いました。ほんとにそういうので（東洋医学で）治るんだ、みたいな。勉強し

たいっていうのはありますよね。やっぱり自分の今のまんまでは限界で、知識がなくて治せないこともあるので、ちょっと興味は出てきてはいますよね」と意欲をみせる。

3）鍼治療で下肢に気が通る体験
（面接日 2017/04/29）

野平有希氏は臨床14年目で千葉県出身の鍼灸師である。現在鍼灸院や整骨院に勤務しながら、個人で出張治療を行っている。

氏は運転手の父親と美容師の母親の元で育ち、母親とは特に仲がよい。母親は「狐に化かされた話を真顔でするひと」であり、二人で散歩していると「昔はあそこによく鬼火みたいな光りが浮かんで、狐の嫁入りだってみんな言っていた」というように迷信深い人物である。

氏が鍼灸に興味を持ったのは手に職をつけたいとの思いからだった。長期の旅行が好きでよくインドやタイへ出かけた。印刷出版業界で仕事をしていたが、会社に就職してしまうと長期の休みが取れないため、短期で仕事をしていた。仕事をしては海外旅行のために仕事を辞め、帰国しては再び仕事を探すということを繰り返していた。しかし時代が変わり、印刷出版業界でマッキントッシュのコンピューターが導入され始めると、それまで身につけてきた技術が評価されないようになり仕事探しが難しくなっていった。そんなとき海外のビーチでのマッサージを思い出し、マッサージのような技術職であれば場所も問わないし、いつでも仕事ができる、放浪していても仕事に困らないと思った。そこで自宅の近くにあった鍼灸専門学校へ入学した。はじめはマッサージ師の資格取得を考えていたが、鍼灸師も面白そうだと感じ、鍼灸の資格があればマッサージもできるだろうと思い入学した。

氏が入学した鍼灸学校は東洋哲学を中心に鍼灸を教える伝統のある学校だった。氏は伝統的な気の世界観を学ぶことに戸惑いはなかったという。

「サブカルチャーやカウンターカルチャーが好きだったから、そりゃ東洋だよねっ、みたいなところはあったから、東洋の怪しいところに惹かれたところはあったのね。旅行先もヒッピーが集まるような場所に行ってたし」と特に戸惑いはなかった。氏は10代の頃からジャニス・ジョップリンなどのロックミュージックが好きで、そこからサブカルチャー、ヒッピー文化、ニューエイジなどに傾倒していった。そのような下地があったことで、東洋哲学や気に対して拒絶感はなかったのである。学校では易の授業があり、八卦の象意から世界のさまざまな事象をイメージする訓練などを行い、とても楽しかったという。

そのような学校で氏は気の体験をする。

最初の体験は「先生がこうやって手を合わせて、ホヤホヤするものがあるでしょ、これが気よ、みたいな感じで、なんかあっさりやったみたいな感じ」であり、「そういうもんだな」と理解した。

あるとき、氏の卵巣に腫瘍があることが分かり、産婦人科医から手術を勧められたが、鍼灸学校の教師に相談したところ「鍼灸で治しなさい」と言われ手術は見合わせた。鍼灸実技の授業のときに、相談をしていた教師が卵巣の治療をしてくれた。その教師は気が見えるということで校内では有名な先生だった。教師が鼠径部に置鍼をし、時折雀啄術をして鍼を抜いたとき、「鍼を打っていたところから足のほうに向かって、浮き輪みたいな状況の、丸く囲っていたものが、ゾーッと動いていったのね」、そのときその教師が「ほら、今、下に行ったわよ」と言い、「この人、本当に何か見えているんだと思っ

たし、これはなんて説明していいか分からない
けど、すごいなと思って、それが一番大きかっ
たかもしれない」と気の衝撃的な体験を語る。

氏は資格取得後に有名鍼灸師の治療院で受付
として働いた。そこで膝の手術が必要といわれ
た患者が鍼灸治療後に楽に歩いて帰るのを見た
り、肺がんの可能性があった患者が鍼灸治療を
受けたあとに手術を受け、開胸したら病巣が消
えていたという話を受付仲間から聞いた。また
氏の鍼灸治療によって、足の怪我で通っていた
患者の子宮筋腫が小さくなっていたことを経験
し、鍼灸に対して希望を持った。

さらに氏は、気の動きを臨床で感じたことも
あった。「普通に刺入をしているときに、めちゃ
めちゃ真剣に入れていたときがあったのね。そ
のときに手に拍動を感じて。あ、これで今いけ
た、と思って。これで大丈夫ですってことが2
回くらいある。気が至ったんだろうという感じ
の感覚」というように、鍼灸の世界で重要視さ
れる「気至る」の感覚を経験した。

そのような経験をしてきた氏は気をどのよう
に考えているのだろうか。

「こっちの気持ち次第で（患者の気が）変わ
ると思うよね。例えばこれだとすごく効くよっ
ていうイメージの仕方があって、それをやり始
めたときは、これいいじゃんと思うんだけど、
一巡するとそれがイマイチになる。それって
こっち（鍼灸師）の気持ちが萎えるってことだ
と思うから、基本、こちら（鍼灸師）の気持ち
で変わるんだろうなと思う。（中略）本当にそ
れ（気が変化すること）を信じることができた
ら、そのように変化が出ると思う」と、気とは
意識で変化する何かだと考えている。

また、氏は気とは物質に働きかけるもので、
鍼灸師の認識の仕方で影響されるものであり、
鍼灸は「身体→気→精神」の順に影響を与えて

いると考えている。患者と信頼関係が深まると
治療がうまくいきやすいのは、そのようなこと
が関係していると氏は考えている。では、気の
概念がなければ鍼治療ができないのだろうか。
「気っていうものが前提としてあるもんなんだ
と思っているから、だからなんか治療している
ときに気が……とか思って治療しているわけで
はないから、じゃ気の概念がなかった場合何か
変わるかなといえば、そんなに、実質は変わら
ない気がする」という。氏にとって気の概念は
すでに内面化されており、特段意識することも
ない概念なのである。

4）鍼を体に当てただけで気が変化した体験 （面接日 2017/05/05）

M氏は臨床14年目で、千葉県出身の鍼灸マッ
サージ師であり、現在訪問マッサージセンター
に勤務しながら、個人で出張治療も行ってい
る。

氏は生真面目な会社員の父親と保険外交員の
母親の元で育った。2人とも子どもにはそれほ
ど指図をするタイプではなかったという。父親
は年齢とともに健康に気を使うようになった
が、昔は健康食品などを信用しないタイプだっ
た。祖父母が亡くなったことで家に仏壇を置く
ようになり、お寺の集まりに顔を出すように
なったが、それまでは宗教的な世界には無関心
であったという。

氏が鍼灸の世界に興味を持ったのは、自身の
怪我がきっかけだった。

25歳の頃にワープロのマニュアルなどを作
成する仕事をしていたが、その頃スキーに行き、
転んで膝を傷めてしまった。3週間ほどギプス
をしていたせいもあり、膝が曲がらなくなった。
松葉杖をついていたので身体が硬くなってしま
い、会社の近くにある鍼灸マッサージ院にマッ

サージを受けに行った。マッサージは以前から
いろいろな施術所で受けていたが、その鍼灸
マッサージ院で鍼をすると膝が曲がるようにな
るといわれて初めて鍼を受けた。「大丈夫か
なぁ」と思いながら鍼を受けたが、本当に膝が
曲がるようになり「これはすごいね」と思った。

28歳の頃、仕事が煮詰まるようになった。
趣味で人にマッサージをしていたが、それが仕
事より楽しく感じられ、どうせだったらちゃん
と資格を取ろうと思い、鍼で膝がよくなったこ
ともあり本科（鍼灸とマッサージ資格が取れる
課程）のある鍼灸学校に入学することを決めた。
東洋医学や気の文化などは「ぜんぜん」知らな
い状態だった。

氏が通った鍼灸学校では東洋医学の世界観や
治療技術は授業内容の中心にはなく、むしろ西
洋医学の世界観を中心に学んだという。

「学校で習った鍼は、鍼刺します、電気通し
ます、みたいなのがメインなので、『東洋医学
概論』とかも3年生にならないと出てこなかっ
たですね。艾のひねりとかお灸の授業も3年生
にならないとやらなかったし。だから東洋医学
チックなことは、じつはそんなに習ってきてい
ないんです」と氏は言う。

氏が入学した鍼灸学校は現代鍼灸を標榜する
学校であり、痛みのあるところに鍼を刺し、パ
ルス治療器で電気を流すといった鍼治療であっ
た。授業も現代医学が中心で、鍼灸3大疾患と
される腰痛や肩こり、膝痛などの運動器疾患を
中心に学んだ。東洋医学系の授業は最終学年の
3年生のときに学び、灸もそのときに習った。
東洋医学の脈診などは教科書で読む程度だっ
た。学校の特徴として国家試験の合格を目指す
ことを重視していたので、東洋医学の実技はほ
とんどやらなかったのだという。

資格取得後は築地にある治療院の助手として
働いた。先生が灸の印をつけたところに「カマ
ヤ灸」をしたり、先生が打った鍼を抜いていく
仕事をした。運動器疾患だけでなく、胃の悪い
人なども来ていた。この治療院で仕事をする前
に3回ほど院長の治療を受けたが、「鍼灸治療
をして身体が楽になると、気持ちが軽くなるこ
とが分かったので、それはちょっとマッサージ
とは違うかな」と感じた。次第に院長から患者
を任せられるようになった。患者の全身に施灸
していると、その灸が効いているか否かが分か
るようになっていった。

「（灸が）通じてきた、通じてきた、ってなる
んですけど、それをやっている最中に、これは
いけたなっていう感覚が出てきて、今日の（灸）
は絶対にいいみたいな感覚が出てきて。そうす
ると患者さんのほうからも、今日のは効いた
わー、みたいな声が返ってきて、ぅぉーってい
う、なんか2人でつくり上げるのね、じゃな
いけど。で、ほんとうに気が合うと治るのねーっ
ていうのを体験したのが気持ちよかった」とい
う。自分が焦って灸をしているとそのような感
覚はなく、患者もただ熱いだけで心地よい感覚
は得られないようだったと氏は言う。

さらに氏は鍼による気の体験をする。

古典鍼灸の勉強会で習った手法を友人に試す
と、これまで経験したことのない気の手応えを
感じたのである。

「鍼を当てているだけでこんなに変わっちゃ
うんだー、みたいのがあって、それを友だちに
も試したことがあって、鍼やったことないか
らっていう人がいて、最初から刺しちゃう鍼は
つらいだろうから、じゃ、ここ（太淵）に浅く
当てて撚鍼していたら、みぞおちのあたりがド
クドクしてきて、あるときそれがパーンとして
ドクドクしなくなったら、今自分のなかでなん
か弾けた気がした、って言われて、気持ちよかっ

たスゴイ、と言われ、次の日に感想メールが来て、今日の朝のお肌ののりが全然違っててすごくよかった、って言われて、うぉーそういうのがあんのか、みたいな」と、灸とは異なる気の体験に驚くのである。このとき氏は施灸で身につけた灸が通じていく感覚と同様に、接触させているだけの鍼でみぞおちがドクドクと脈打ち、それがパーンと弾けるという変化を感知している。学校では教科書的にしか学ばなかった気の世界を、氏は臨床で自然と身につけたのである。

また氏は心が身体の状態に大きく影響していることを体験する。

「気分が最悪だよって思ったときに三陰交にちょっと知熱灸をやったら、なんだったんだろうさっきまで、っていう変化を感じたりするから、やっぱり身体の状態に気持ちが引っ張られるんだなーっていうのをすごい思うから」と身体の変化により気分がガラッと変わる体験をし、体調が心の状態に大きく影響することを実感した。否定的な人は性格だけではなく、身体がそのように思わせている面があるのではないかと氏は言う。

5）気とは物質以前の何か（面接日2017/06/29）

小林詔司氏は臨床歴49年のベテラン鍼灸師である。鍼灸院を経営しながら鍼灸勉強会の積聚会を主宰し、国内外で高い評価を受けている。鍼灸学校の講師を長年務め、日本伝統鍼灸学会の副会長を歴任した。

小林氏は鍼灸師の父親とカトリック信者の母親を持つ。父親は戦前に桐だんす職人をしていたが、復員後に鍼灸師になった。三稜鍼を手づくりするような手先の器用な人で、勘のよい鍼灸師だった。氏は父親がいう「気」や「陰陽」といった言葉に興味を持っていたという。母親はカトリック信者で結婚前はアスピラント（修道志願者）であった。

1965年に大学卒業後に鍼灸師だった父親の影響で鍼灸学校に入学する。入学した学校は「東洋的」な鍼灸学校として知られていた名門であり、教員のなかには接触鍼法で有名だった小野文恵氏がいた。

「彼は非常に浅い鍼で結核の患者を治したり、そういうことをよくやっていましたね。不思議な感じでしたね」と、鍼を皮膚に接触させて気を調整する接触鍼法の不思議さを語る。

1969年に鍼灸学校を卒業後、東京教育大学（現・筑波大学）教育学部理療科教員養成施設に進学した。鍼灸学校ではつかめずにいた「東洋的」ということの学問的な意味を追求するためであり、また科学派鍼灸の重鎮である芹沢勝助氏のもとで学ぶためでもあった。教育大では「西洋的」な発想の鍼灸はよく分かったが、何が「東洋的」かは、結局分からなかった。

1972年に教育大を卒業するが、その少し前に友人とともに鍼灸院を開設した。治療方法は小野文恵氏の経絡治療を継承していた。この頃、右膝の痛む患者の左の三陰交に鍼をしてその痛みが消えるという経験をした。これは経絡説では説明できない現象で、気を理解するきっかけとして大きな経験だった。

その年の12月に友人から小林三剛氏を紹介され、それがきっかけで三剛氏が設立した鍼灸専門学校で教員をすることになった。開校するまでの3年間に三剛氏から易を習い、その後、易は氏のライフワークになった。

鍼灸学校の講師として赴任し、4年目から実技を担当することになった。そのことがきっかけで、当時臨床で使っていた経絡治療の検証を行った。

「はっきり分かったことは、例えば脈の肺が虚しているとしても、どのツボを使ってもちゃんと脈が出るのよ。今はみんな普通に思うけど、最初はそう思ってなかったの。この（定型の）ツボで脈が出るというふうに思っていたわけですよ。よく考えると経絡治療のなかでも、肺の脈を出すツボはみんな同じじゃなくてね、個性があるんですよ。そういうのがだんだん分かってくるんですね。これは何かってことになってきたんですよ」と経絡治療の型に対する疑問が、ツボとは何か、気とは何かという本質に踏み込む発端になった。

小林氏は気を理解するためには易の理解が重要だと考えている。

「前漢あたりから『素問』『霊枢』が始まっているわけですよ。それ以前に易があるでしょ。そこで一本線を引けるわけですよね。ですから思想的なものが前にあるはずだっていうのがどこかにあったと思うね。だから『素問』『霊枢』を読む前提として前の時代の易が必要ではないかと、そういうことですね。（中略）ほかの（東洋の）思想体系と易の大きく違うところは、易は実践があるというところ。実践に考え方が反映されている、実践から言葉が出てきているっていうね、そういうものが易の大きな特徴ですね。ですから易を勉強する以上、実際に易を立てるという行為をやらないと陰陽って分かってこない、気とか分かってこないという感じを持っているね」と氏は易の体験が気の理解を深めると考えている。

氏は1980年に鍼灸研究会の積聚会を主宰し、氏が考案した「積聚治療」の普及を行う。

1980年代に中国の貴陽で易経国際学会があり出席し、そのとき気で人が倒されるといったパフォーマンスを見た。術者の意識の持ち方で人への力の伝わり方が変化することを知った。

「あれは貴重な体験でしたね。（中略）押すという行為一つとっても、目の前にいるひとに焦点を合わせる場合と、ずっと遠くに焦点を合わせてやる場合と、ぜんぜん出る力が違ってくるんですよ。そういうものを体験したりしてね、なるほど、これ（気）はやっぱりあるもんだっていう感触を強く持った。実感したっていうかね」。その体験は氏の鍼灸治療にも大きな影響を与えた。

「一般に意識っていうと、「意識する」っていう言い方をよくするけどね、受動的なんですよ。（中略）治療家の場合は逆だと私は思っているんですよ。能動的に使う、意識を。自分の持っているものを相手に与えるというような感触ですよね。あるいは上から降りてくる力を、自分を通して相手に流すとか。そんな感触だと思うんだよね。それができるできないで、治療として影響力が違ってくるんだ。こちらが意識を応用できると、例えば同じツボに鍼を置いていても影響力が違ってくる。そういうもんだと思うのね。だからツボそのものには絶対性はないわけですよ。力がないんですよね。ましてや患者の生命力は虚しているわけだから、虚しているところに鍼を置くわけでしょう。鍼を置いて生命力を高める必要がある。それが治療だからね。こちらの力を与えてやる、で賦活する、というふうに考えるといいと思うのね」

氏は鍼灸師の意識を能動的に使うことで、患者の気を賦活できると考えるようになった。氏はこのような考え方で鍼灸治療を行い、日常的に気の体験をしている。

「一番最近の新患の話だと、ぎっくり腰があってね、その人は非常に大きい筋腫を持っていて。年齢50歳くらいの女性ね。もうみぞおちから膨らんでいる。こうなっていて、（まるで妊娠）8カ月くらいの大きいお腹の人で。で、ぎっく

り腰になって。先週来たのかな。朝にすごく腰が痛くなってね。もう動けないくらいになって。で、まあ来たんですけど。ベッドに上がるのにも大変なくらいですよね。もうそういう状態ですから。だからお父さんが連れてきた。歩けないって。こっちは腰には何もしないわけですよ。接触鍼をちょっとやって、背部の兪穴を4穴ちょっと選んで。過去の病歴からね、いわゆる外傷がちょっとあるんですね。それで首のところにちょっと刺絡をして。で、それで普通にもう帰っていくっていうことがありましたね。ついこの間。そういうことは日常的ですよね」と患者の気を賦活させることで症状が変化するという、氏の日常的な体験を語る。

治療するときには氏の身体にも気の感覚が生じているという。

「治療しているときに熱感を感じる。バーッとあるものが（身体を）通る。それはしょっちゅうありますね」

このように日常的に気の体験をしている氏は、現在、気をどのようにとらえているのであろうか。

「今はもう気という言葉をいろいろと変換、別の言葉で言い換えて使うのが基本的にやっぱりいいと思いますよね。例えば気というものを「生命」という言葉に言い換えて使うとかね。気というものを「意識」という言葉に言い換えて使うとか。でも同じ意味ですよね。ただ使う場面によって、状況によってその言葉が違うだけで。例えば地球の上でいえば「重力」って言葉を使うじゃない。これはやっぱり気ですよね。ただそういう言葉を聞いても実態が分からないわけ。どれも。実態は分からないけれど力はある。そういうものが気ということになるだろうというふうに思うね。（中略）だから気というふうに言葉を固定しちゃうと、それは何だって

ことになるから。これは分かりにくいんですよね。でも気というのは遍在しているはずだから。遍在しているってことは場面場面によって表現は変わるとみたほうが、むしろ理解しやすい」と氏は気とは遍在していて、人間には認識できない物質以前の何かだと考えている。

6) 鍼に意識を集中するほど短時間で気が変化する　（面接日2017/08/03）

横井ひかり氏は臨床13年目で、横浜出身の鍼灸師である。現在、鍼灸院に勤務しながら、鍼灸研究会の国内外のセミナー講師として活躍している。

氏は通信関連の会社を経営している父親と栄養士であった母親の元で育った。家の宗派は浄土真宗であるが、信仰心はほとんどなく、年末に除夜の鐘を鳴らしに北鎌倉の東慶寺に行くくらいである。氏は子どもの頃、テレビ番組で中国の気功師が人を飛ばしているシーンを観て、そのまま信じていたような無邪気な性格だった。

氏が鍼灸に興味を持ったのは、自身の怪我がきっかけだった。小学校から高校までバスケットボールをしていたが、高校2年生のときに腰を傷めてしまった。病院で腰椎ヘルニアと診断され入院してリハビリを行うが、次第に症状は悪化していき車椅子を使うようになった。母親が骨盤療法の本を見て民間療法を知り、スポーツトレーナーの指導を受けながら、週3回くらいのペースで整体、鍼、マッサージの施術を受け、そのおかげで10カ月後には復帰できた。そのこともありバスケ部を引退後、マッサージに興味を持った。入院先のスポーツドクターからある鍼灸学校を勧められ、マッサージ資格を取るのであれば鍼灸資格も併せて取ろうと思いその学校に入学した。

鍼灸学校では解剖学や生理学などの授業には

あまり興味がなかったが、2年生のときに学んだ脳卒中に特化した中医学の治療法には興味を持った。しかし学生時代は基本的にあまり深く考えないで過ぎていったという。

　氏は卒業後に有名鍼灸師の治療院で受付をしたが、そこで気の世界を垣間見る。

　「受付をやっているときに、患者さんがどんどんよくなっていくんですよ。なんか顔色が悪かった人も、なんかフラフラしてた人もよくなって帰るわけですよ。15分（の治療）で。えっ、ていう感じですよね。自分が今まで見てきた先生とは違ったんです」と鍼をほとんど接触させるだけの治療で、劇的に変化する患者の姿を見て衝撃を受ける。またその鍼灸師に氏自身も治療を受け、気の実在をさらに強く認識するようになった。

　「私、よく具合が悪くなったりとか、生理痛とか、バスケも趣味でまだやってたんで、怪我とかしてたんですね。そのたびに（治療を受けると）治るんですよ」と気の治療の効果に感動した。気の実在を信じざるを得なかった。

　さらに自身も鍼灸治療を患者にするようになり治療が深まっていくと、さらに気の実在を確信した。

　「（気が）やっぱりすごいなって思い始めたのは、たぶん（臨床）5年くらい経ってからだと思う。自分がちゃんと治療を当たり前のようにするようになって、それで1穴（鍼を）するだけで、やっぱこんな変わるよなって。一つのツボを自分が効かせられるようになった瞬間だったと思う」「ゾーンに入るというか、（中略）できるときは1分がめちゃくちゃ長いので、すぐにトントンと（患者の）身体が変わるんですよ」と氏は鍼に集中すればするほど、短時間で患者の身体が大きく変化することに気づいた。臨床が深まるにつれて気の認識も深まっていったの

である。

　意識の集中によって変化する気とは何だろうか。

　「患者さんから気とは何ですかって聞かれたら……すべてって言っちゃうかなー。もともとすべては気だったんでしょうね、って言っちゃうかも。素粒子ができる前の状態っていうのは95％解明されていないわけだから、それを気と表している。そういう言葉でしか使えないと思っている。だからそれ（気）がすべてだと思っているんですよね」と言う。氏にとって気とは意識や物質世界を生み出している何かなのである。では、そのような世界観は氏の人生にどのような変化をもたらしているのだろうか。氏は次のように語る。

　「自分がいい身体の循環、フローっていうのかな。いいフロー状態であるように心のほうも、身体のほうも、仕事のときはそういう状態であるように心がけています」と常に心身のよい気の状態を維持して、患者との気の交流が滞らないようにしているという。

（2）考察

　本研究の結果から、気の概念に基づく鍼灸師の社会化に必要な条件とは①初期社会化において気に親和的な文化を獲得していること、②気の経験を言語化できる専門的な知識を有していること、③気の体験をしていること、であると結論できる。仮説は③の内容であり、したがって支持されるが、さらに必要な条件が明らかになった。以下に論拠を述べる。

1）初期社会化で気に親和的な文化を獲得している

　鍼灸師たちは初期社会化において気の概念に親和的な文化を親から獲得していた。例えば、

「普通じゃない、日常的でないことが日常的にあるわけさ」(藤原氏)、「狐に化かされた話を真顔でする人」(野平氏)、僧侶の父親(小平氏)、鍼灸師の父親とアスピラントの母親(小林氏)といったように、神道や仏教、キリスト教、民間信仰といった宗教性に肯定的な家庭環境で育ったものが目立った。目に見えない世界を肯定する文化を幼少期に親から獲得しているのである。

社会学者のパーソンズやピエール・ブルデュー(Pierre Bourdieu)らは初期社会化において生まれた文化の基礎的な言語や慣習を身につけていくとしている。例えばパーソンズは子供の社会化を、社会的相互作用体系の中で、母子一体の状態から次第に母と子が分化し、家族の役割を受け入れて家族文化を内在していく過程として論じた(パーソンズ 1981)。またブルデューは親から獲得した知覚や行動の原理であるハビトゥスが身体化され、親と同等な社会階層を再生産すると論じた(ブルデューら 1991)。このように初期社会化において親から受け継いだ文化が生涯に渡り影響するとすれば、鍼灸師たちが初期社会化において「神」「霊」「仏」「狐」「天使」「精霊」などの非物質的な存在にリアリティーを持つ文化を獲得したとすれば、その後の人生のなかで気の文化に親和的になっても不思議ではない。

ところで日本文化には気の文化がそもそも含まれている。精神科医で精神分析学者の土居健郎は日本が中国文化と接触したときにそれらと同一化し、気の概念が日本文化に摂取され、多くの気にまつわる言葉があることを指摘する(土居 1980)。また文化人類学者の波平恵美子はシンクレティックな日本文化の中で息づく伝統文化を紹介し、民間信仰の中にある「ハレ」「ケ」「ケガレ」の概念を指摘する。日本人は特別な日を「ハレの日」として祝い、葬儀の「ケガレ」を浄化するために精進料理を食べるなど伝統観に基づいた慣習を残している(波平 1988)。西洋化された思考や行動をする現代日本人の深層には、いまなお伝統文化が息づいているのである。それではなぜ鍼灸学校の学生や教師にみられるように、伝統的な気の文化を西洋文化よりも劣位にあると考える人々がいるのであろうか。

それには初期社会化における「親」と近代学校教育の場である「学校」という二つのエイジェントの影響が考えられる。つまり初期社会化において親から気に親和的な文化ではなく、西洋の唯物論的な文化を獲得することで、唯物論では説明できない気の世界観に対して否定的になるのである。また近代学校教育も明治の欧化政策以降、西洋の科学的・合理的な文化を教育してきた。一方、伝統文化の「気」「陰陽」「五行」などの概念は非科学的とされ教育カリキュラムの中から外されてきた。哲学者のイヴァン・イリンチ(Ivan Illich)は学校教育に潜む「隠れたカリキュラム」の存在を指摘しており、学校には規範化された学校知識体系としての「明示的カリキュラム」を持っているが、その一方で「隠れたカリキュラム」が存在し、「学校で学ばない知識は価値の低いものだ」などの無意識的な作用が働いているという(ギデンズ 2015: 698-701)。

したがってシンクレティックな日本文化の中で西洋の科学的な文化は権威化され、伝統文化は劣位とみなされるのである。しかしながら気を受容した鍼灸師はこのような学校教育を受けているにもかかわらず、気の文化に対して寛容である。それはブルデューが指摘したように初期社会化の影響力が大きいことを示しており、したがって初期社会化において気の概念に親和

的な文化を親から獲得することは、気の文化を受容するうえでの条件であると考えられる。

2）気の文化を言語化できる専門的な知識を有している

鍼灸師たちは自らの気の体験を言語化できる専門用語を獲得していた。鍼灸学校で伝統的な気の概念や「陰陽」「五行」といった気の表現方法を学び、また『黄帝内経』の人体観や病理観、治療観などを学んでいる。この教育によって身体が物質の塊から気で構成され自然界とダイナミックに交流する存在であること、経絡が体表と体内を巡って身体の気を代謝させていること、五蔵の状態が手首の脈に現れることなどの、東洋医学の概念が理解される。この専門的な知識によって患者の訴えを気の概念で再構成して患者の状態を診断し、治療を行うことが可能になると考えられる。このような社会化は医学生にも当てはまる。グッドは医学生が解剖学や病理学、診療記録の書き方などを学ぶことを通して社会化され、「患者」を再構成し、患者が語るストーリーを医学的問題として定式化するという（グッド 2001）。自らが体験した「現実」というシンボルを、それぞれが獲得した文化によって解釈して現実を再構成するのである。

しかし東洋医学の概念を受け入れることはそれほど単純ではない。鍼灸師と医学生とで異なることは、東洋医学の内容が現代医学の扱う物質ではなく、気という精妙な世界を中心としていることである。物質であれば専門用語として学んだ対象を目で見、触れることでその現実を容易に確認することができるが、気はそのように簡単には確認できない。それには脈診で鍼灸治療後の変化を読み取ったり、皮膚や筋肉などの微妙な変化を触診で感じるような極めて繊細な感性が必要とされるのである。小平氏が「（気

の）実感は多分ないですね。筋肉って絶対あるものっていう、分かりやすいじゃないですか。けど気の流れとかって、分かりづらいじゃないですか。経絡って流れているっていうけど、血管と違うじゃないですか。目に見えないじゃないですか。そういう点で多分自分の頭のなかでハテナマークが出ちゃうのかな」と語ったように、鍼灸学校で東洋医学の専門用語を学んでも実践でそれが確認できないと気の概念自体を受け入れることが難しいのである。したがって気の概念を受け入れられる鍼灸師は、気の変化を読み取れるような繊細な感性や集中力を持っている人々ということになる。

ところでこのような気の社会化が行われていないと、同じ現象を経験したとしても全く異なる世界を再構成する。例えば私の体験ではあるが、ある特定の患者に鍼灸治療をすると急激に眠気が襲ってくることがあった。その眠気はとても強く、まぶたを開けていられないほどであった。この現象は気の社会化が行われていれば気の交流の結果だと解釈できる。すべての気がダイナミックに交流しているのであり、患者の邪気、つまり気の流れを滞らせる情報の影響を受けたと考えられるのである。

同じような経験をユング心理学者の大場登は次のように語っている。「あるクライアントに会っていると、そして、そのクライアントの話があるテーマになると、決まって、セラピストの方が『眠く』なってしまうということもあるかもしれない。はじめのうちは、『ちゃんと睡眠をとらないとダメだ』と思っていても、どうも、ある程度の睡眠時間を確保されていたとしても、それでも、そのクライアントの面接となると『眠気』に襲われるということに気づいてゆくかもしれない」。大場はこの現象を「意識」「無意識」「転移」「逆転移」などの概念で仮説を

たて「読んで」ほしいと心理セラピストに語っている（大場 2009: 88）。この「眠気」は大場にとってはユング心理学の概念で再構成される現実なのである。このように同じような経験をしたとしても、それぞれの社会化が行われた世界観で異なった現実が再構成されるのである。

　現実とはシンボルであり、シンボルをどのように解釈するかは社会化が行われた文化の違いによる。それによって再構成される「現実」が異なるのである。多くの人々は私や大場が経験したような現象を経験しているはずであるが、その現象を解釈できる概念を持たないために意識化できないでいると思われる。現実とは解釈によって成り立っているのである。以上のように現実を規定するのはそれぞれの文化であり、気の「現実」を再構成するには、それを言語化できる専門的な知識が必要なのである。

3）気の体験をしていること

　気を受容した鍼灸師は、科学では説明しがたい気の体験をしている。例えばがんで頸部リンパ節が腫れて声が出ない患者に、灸をして肉の塊が排出されることで声が出るようになった体験（藤原氏）や、教師による鍼灸治療を受け、自身の下肢に気が流れる体験をし、その気の変化を教師が言い当てた体験（野平氏）、また鍼を身体に当てているだけで大きな変化が表れた体験（M氏）、右膝痛の患者の左三陰交に鍼をして患者の痛みが消えた体験（小林氏）、自身の体調不良が気の鍼治療で改善した体験（横井氏）などであり、科学的に説明しがたい体験である。このような体験をすることで、科学的な世界観に揺らぎが生じると考えられる。

　ところで異文化的な体験を通して再社会化が起こるケースに、沖縄のシャーマンであるユタの成巫過程がある。社会心理学者の大橋英寿はユタの成巫過程には入巫期、成巫期、巫業期の3期があり、入巫期において心身の不調や未知なる体験をすることで一般的な社会化が崩壊するという。そして成巫期、巫業期において解体された生活空間をシャーマニズム文化に依拠して再社会化され、新たな役割・地位を維持していくという（大橋 1998）。ユタの成巫過程をみると、土着文化としてユタ文化が埋め込まれており、そのなかで「カミダーリィ」と呼ばれる夢の知らせ、幻覚症状、奇病などがあらわれる。近親者や既成のユタらに指導を受けるなかで、シャーマニズム文化で心身の状態を再構成する。そして治癒状態に回復することで再社会化されたユタとして新たなアイデンティティーを獲得し、地域社会に受容されていくのである。

　鍼灸師の気の体験も同様に、初期社会化で気に親和的な文化を獲得するという背景のなかで、特異な気の体験をすることで科学的な世界観に揺らぎが生じる。そして気の文化で再社会化されていくものと考えられる。したがって気の体験は鍼灸師の社会化の重要な条件なのである。

4）鍼灸師の気の世界観

　気の体験後、鍼灸師たちはどのような世界観を再構成するのであろうか。鍼灸師たちの世界観を**表1**にまとめる。

　ここで鍼灸師の気の世界と比較するために、文献から治療家2人の気の世界観をみてみたい。まずは『邪気論』（医道の日本社）の著者で鍼灸師の奥平明観氏の気の世界観をみる。氏は気には2つの側面があるという。一方は気持ちとか雰囲気といった人の意識の側面であり、他方はエネルギーとしての側面である。「病は気から」というが、これは気が意識によって動き、気持ちをしっかり持っていないと気が弱ることで外邪に入られてしまい病気になるこ

表1　鍼灸師の気の世界観

鍼灸師	気の世界観
1）藤原氏	信念によって気は動く。そして「思い」によって気が汚れて病になる。鍼でその汚れを晴らすことで、病を治すことができる。
2）小平氏	気は分かりづらいが、経絡を使った逆子治療で気に関心を持った。
3）野平氏	鍼灸師の気持ちで患者の気が変わる。鍼灸は身体に働きかけることで気を変化させ、精神にも影響を与えることができる。
4）M氏	接触鍼で気が動き、身体が変化することを体験した。また灸によって気分がガラリと変化することを体験した。
5）小林氏	気とは物質以前の何か。偏在しているもの。
6）横井氏	気とは素粒子ができる前の状態。すべてが気。

とだと解釈している。心と体は一体であり、気はあるときには心として働き、あるときには肉体として働くという。気は生きとし生けるものすべてに宿り、外界と常に交流するものであるととらえている（奥平ら1997）。

　もう一人、鍼灸師ではないが気の治療家で、整体協会の創設者である野口晴哉氏の気の世界観をみてみたい。野口氏は気を次のように述べている。

　「ある人がある人のそばにいこうとすると、その人もすっと近づいて来る。それは好きだということを現している。あべこべに、すっと離れてしまう人がいる。（中略）人間は気といいますか、心が働く以前に、体を動かす以前に、そういう気というものをお互いに受け合って生活している」「外から気を伝えるというのではなくて、気と気が感応して、相手の中に元気が湧き起こるのではないだろうか」「ともかく、

心をずっと集注してその密度を亢めますと気が亢まってくる」「気が合うと遠く離れたアメリカにいても効くものです。気が合わなければ隣にいても何も作用しない。それが気というものです。だから生理的とか物理的とかいうものでないもの、“気”の背後にある何かが、“気”を通して感応するのですから、魂の感応という方が本当ではないか」

　野口氏にとって気とは物質や精神といった具象化される以前の何かであり、存在の背景にある何かである。それは意識を集中すると亢まるものであり、したがって気が合えば距離に関係なく感応し、相手を元気にすることができるものである（野口 2005）。

　ここでこれまで出てきた気の世界観についてまとめてみたい。

　それぞれの臨床家の気の世界観（表1）は次の3点に類型化できる。①気とは具象化以前の何か、②意識で変化するもの、③エネルギー、である。①は小林氏、横井氏、野口氏の見解であり、②、③はおおむねすべての鍼灸師が了解している。横井氏、藤原氏、野平氏は小林氏が主催する勉強会のメンバーであるが気の世界観は②と③であり、同じ流派に属していても気の見解は異なっている。さらに質問をすれば同じ回答になるかもしれないが、このような違いは臨床経験や知識、内在する文化によって違いが出るものだと考えられる。つまり、鍼灸師が実際に感じている気の世界観は間主観的な側面はあるものの、それぞれの鍼灸師の経験や知識、思考によって再構成されるのであり、したがって厳密にいえば鍼灸師の数だけ「現実」があると考えられる。

　ところで、このような気の体験をした鍼灸師は、常に気を意識しているのだろうか。野平氏は次のように語っていた。「気っていうものが

前提としてあるもんなんだと思っているから、だからなんか治療している時に気が……とか思って治療しているわけではないから、じゃ気の概念がなかった場合何か変わるかなといえば、そんなに、実質は変わらない気がする」。つまり、たとえ衝撃的な気の体験をして世界観が大きく変化したとしても、それはいずれ内面化されて日常では意識しなくなるのである。臨床を重ねるうちに気は当然のことになる。それは私たちが空気をいちいち意識しないことと同じであろう。しかし横井氏が、仕事のときには心身の気の流れをよくするように努力していると語ったように、ときに気を意識して人生の折々に活用しているのである。

5）私の社会化

　本研究で得られた社会化の条件は、私自身の鍼灸師としての社会化過程とも矛盾しない。私もカソリック信者の母の元で育ち、小学校低学年の頃から教会に通っていたことで「神」「キリスト」「精霊」「天使」などの言葉に馴染んでいた。そして鍼灸学校で東洋医学の専門用語を学び、鍼灸師になり気の体験をした。ただし私の場合は鍼灸師になる前に臨床検査技師として社会化が行われており、身体の構造や機能、病気などは強く「医療化」されていた。したがって鍼灸治療で気の体験をした場合、気の概念で解釈するだけでなく、自然と生理学的にも再構成していた。

　例えば患者の背中のツボ一穴に鍼を軽く接触させ、鍼先に意識を集中すると、強張った患者の身体が弛緩して温まる。この現象を気の変化としてとらえるだけでなく、皮膚にある圧受容器が鍼によって刺激され、自律神経、特に副交感神経が優位になったと考えたのである。身体のコリを適度な圧で押圧すると、痛気持ちよい

感覚とともにサラサラとした唾液が出てくるが、このサラサラとした唾液は副交感神経が優位に働いたときに分泌される。接触させるだけの鍼も同じようなメカニズムが働いても不思議ではないと考えていた。しかしある患者の下肢症状を治療していたときのことである。患者は腹臥位であり、背中のツボに鍼を接触させ、患側である右下肢に意識を置いた。すると患者の右下肢がバタバタと動き出した。患者はほとんど眠っている状態である。患部に意識を置くのを止めると下肢の運動が止まる。再び意識を右下肢に置くと動きが再び起こる。この現象は生理学的には説明がつけがたく、私が気を確信する大きなきっかけとなった。このような気の体験を重ねることで、気の世界観が強化され、次第に内面化されていった。このように本研究で抽出された社会化の条件は私の社会化とも整合するのである。

6）民族セクターとしての鍼灸が
　　機能するには

　以上のことから、鍼灸師が気を受容して民族セクターとして機能するには、伝統鍼灸教育のなかで気の体験を組み込むことが最も重要になると考えられる。鍼灸師の社会化のなかで、初期社会化で気に親和的な文化を獲得することが条件の一つではあるが、M氏のケースでは初期社会化に両親から気に親和的な文化を獲得していない可能性が高い。しかし氏は気の体験をすることで、気の文化に十分関心を持つようになった。これはシンクレティックな日本文化に気の文化が含まれており、日本人の深層に息づいていることが関係していると考えられる。

　つまり、たとえ初期社会化で気に親和的な文化を獲得していなくても、日本で生活している間に自然と気の文化に触れて内面化されている

のである。そして近代学校教育によって科学的な信念が優位になろうとも、気の体験を重ねることで、内面化された気の文化の受容が行われることを示唆している。したがって伝統鍼灸教育では気の体験を重ねることが重要なのである。

Ⅲ. 結論

　以上のように、社会構成主義アプローチで気に基づいた鍼灸師の社会化を分析した。鍼灸師が気の文化を受容する社会化は、①初期社会化で気に親和的な文化を獲得していること、②気の文化を言語化できる専門的な知識を有していること、③気の体験、の3条件を中心に展開されていた。

　また、たとえ初期社会化において気に親和的な文化を獲得できなくても、気の体験を重ねることで再社会化が行われることが示唆された。そして鍼灸師が民族セクターとして機能するには、伝統鍼灸教育のなかで気の体験を重ねる教育が重要であると考えられた。

　本研究は鍼灸師のナラティブ・データを元に考察したが、6人という少数のため結果は暫定的なものである。さらに多くのナラティブ・データを収集することで、より細かい社会化の過程や再構成される世界観が明らかになると考えられる。

謝辞

　本論文を完成させるにあたり、ご指導いただいた慶應義塾大学教授の北中淳子先生に深謝する。またインタビューにご協力いただいた積聚会名誉会長の小林詔司先生、積聚会講師で六銭堂鍼灸院院長の藤原典往氏、同会講師の野平有希氏、横井ひかり氏、そして本郷鍼灸治療院院長の小平賢晴氏、M氏に感謝する。

【参考文献】
Ⅰ. はじめに
1) アーサー・クラインマン著. 大橋英寿, 遠山宜哉, 作道信介, 川村邦光訳. 臨床人類学. 弘文堂, 1992.
2) 今津嘉宏, 金成俊, 小田口浩, 柳澤紘, 崎山武志. 80大学医学部における漢方教育の現状. 日東医誌 2012; 63: 2. 121-30.
3) 黒田源次. 氣の研究. 東京美術, 1987.
4) 辻内琢也, 鈴木勝己, 辻内優子, 熊野宏昭, 久保木富房. 民族セクターを利用する患者の社会文化的背景 -医療人類学的視点による質的研究-. 心身医学 2005; 45: 1. 54-62.
5) マーガレット・ロック著. 中川米造訳. 都市文化と東洋医学. 思文閣出版, 1990.

Ⅱ. 鍼灸師による「気」の発見
1) アーサー・クラインマン著. 江口重幸, 五木田紳, 上野豪志訳. 病いの語り 慢性の病いをめぐる臨床人類学. 誠信書房, 1996.
2) アンソニー・ギデンズ著. 松尾精文, 西岡八郎, 藤井達也, 小幡正敏, 立松隆介, 内田健訳. 社会学第五版. 而立書房, 2015.
3) 大橋英寿. 沖縄シャーマニズムの社会心理学的研究. 弘文堂, 1998.
4) 大場登. 心理カウンセリング序説. 放送大学振興会, 2009.
5) 奥平明観, 大木昌. みえない水の科学. 論創社, 1997.
6) 菊池章夫. 社会化研究「序説」その研究動向と課題. 川島書店, 2011.
7) 実松克義. アンデスのシャーマンとの対話 宗教人類学者が見たアンデスの宇宙観. 現代書館, 2005.
8) タルコット・パーソンズ著. 高木正太郎, 溝口謙三, 橋爪貞雄, 武藤孝典, 山村賢明訳. , 家族. 黎明書房, 1981.
9) 土居健郎.「甘え」の構造. 弘文堂, 1980.
10) 波平恵美子. ケガレの構造. 青土社, 1988.
11) ハーバート・ブルーマー著. 後藤将之訳. シンボリック相互作用論 パースペクティブと方法. 勁草書房, 1991.
12) バイロン・J・グッド. 江口重幸, 五木田紳, 下地明友, 大月康義, 三脇康生訳. 医療・合理性・経験 バイロン・グッドの医療人類学講義. 誠信書房, 2001.
13) ピエール・ブルデュー, ジャン・クロード・パスロン著. 宮島喬訳. 再生産 教育・社会・文化. 藤原書店, 1991.
14) 野口晴哉. 健康生活の原理 活元運動のすすめ. 全生社, 2005.

あん摩マッサージ指圧師、はり師きゅう師 養成施設全国一覧

本図では、2020年2月14日時点で知り得た、あん摩マッサージ指圧師、はり師きゅう師の養成施設を全国地図上で一覧できるように表示した（募集を停止した施設を除くと、合計91校になる見込み）。

★は2019年4月から2020年4月までに校名変更を行った、あるいは変更を予定している施設を示し、新校名を掲載している。なお、養成施設名に付いた数字は北にある養成施設から50音順に並べた便宜上の数字である（連絡先などはp.152参照）。

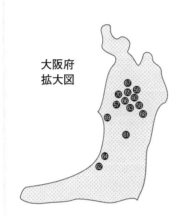

大阪府
拡大図

三重県［1校］
(53)鈴鹿医療科学大学
京都府［3校］
(54)京都医健専門学校
(55)京都仏眼鍼灸理療専門学校
(56)明治国際医療大学
大阪府［14校］
(57)大阪医専
(58)大阪医療技術学園専門学校
(59)大阪ハイテクノロジー専門学校
(60)大阪行岡医療専門学校長柄校
(61)関西医療学園専門学校
(62)関西医療大学
(63)近畿医療専門学校
(64)国際東洋医療学院
(65)東洋医療専門学校
(66)平成医療学園専門学校
(67)明治東洋医学院専門学校
(68)森ノ宮医療学園専門学校
(69)森ノ宮医療大学
(70)履正社医療スポーツ専門学校
兵庫県［4校］
(71)神戸医療福祉専門学校中央校
(72)神戸東洋医療学院
(73)宝塚医療大学
(74)兵庫鍼灸専門学校

岡山県［1校］
(75)朝日医療大学校
広島県［2校］
(76)IGL医療福祉専門学校
(77)朝日医療専門学校広島校
香川県［1校］
(78)四国医療専門学校
愛媛県［1校］
(79)河原医療福祉専門学校
福岡県［4校］
(80)九州医療スポーツ専門学校
(81)福岡医健・スポーツ専門学校
(82)福岡医療専門学校
(83)福岡天神医療リハビリ専門学校
佐賀県［1校］
(84)九州医療専門学校
長崎県［1校］
(85)こころ医療福祉専門学校
熊本県［1校］
(86)九州看護福祉大学
大分県［1校］
(87)大分医学技術専門学校
宮崎県［1校］
(88)九州保健福祉大学
鹿児島県［2校］
(89)鹿児島鍼灸専門学校
(90)鹿児島第一医療リハビリ専門学校
沖縄県［1校］
(91)専門学校沖縄統合医療学院

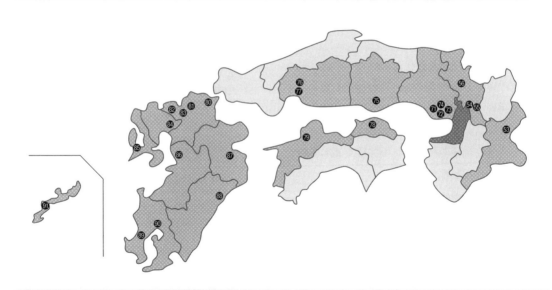

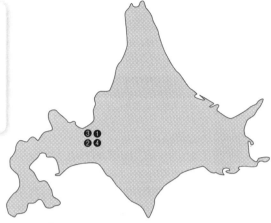

北海道 [4校]
❶札幌青葉鍼灸柔整
　専門学校
❷札幌スポーツ&メディカル
　専門学校
❸北海道鍼灸専門学校
❹北海道メディカル・
　スポーツ専門学校

岩手県 [1校]
❺盛岡医療福祉スポーツ
　専門学校★

宮城県 [2校]
❻赤門鍼灸柔整専門学校
❼東日本医療専門学校

福島県 [1校]
❽福島医療専門学校

群馬県 [1校]
❾育英メディカル専門学校
埼玉県 [2校]
❿浦和専門学校
⓫呉竹医療専門学校
千葉県 [1校]
⓬関東鍼灸専門学校

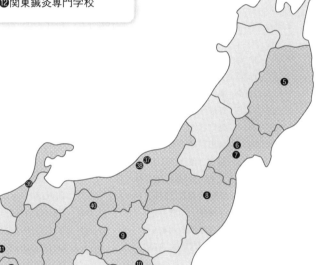

東京都 [19校]
⓭アルファ医療福祉専門学校
⓮お茶の水はりきゅう専門学校
⓯国際鍼灸専門学校
⓰首都医校
⓱新宿医療専門学校
⓲長生学園
⓳帝京平成大学
⓴東京有明医療大学
㉑東京医療専門学校
㉒東京医療福祉専門学校
㉓東京衛生学園専門学校
㉔東京メディカル・スポーツ専門学校
㉕東洋鍼灸専門学校
㉖日本医学柔整鍼灸専門学校
㉗日本健康医療専門学校
㉘日本工学院八王子専門学校
㉙日本指圧専門学校
㉚日本鍼灸理療専門学校
㉛了徳寺学園医療専門学校
神奈川県 [5校]
㉜神奈川衛生学園専門学校
㉝神奈川柔整鍼灸専門学校
㉞呉竹鍼灸柔整専門学校
㉟湘南医療福祉専門学校
㊱横浜医療専門学校

新潟県 [2校]
㊲国際メディカル専門学校
㊳新潟看護医療専門学校
石川県 [1校]
㊴金沢医療技術専門学校
長野県 [1校]
㊵信州スポーツ医療福祉
　専門学校
岐阜県 [1校]
㊶岐阜保健大学
　医療専門学校

静岡県 [6校]
㊷静岡医療学園専門学校
㊸専門学校白寿医療学院
㊹専門学校浜松医療学院
㊺専門学校中央医療健康大学校
㊻東海医療学園専門学校
㊼常葉大学
愛知県 [5校]
㊽専門学校名古屋鍼灸学校
㊾中和医療専門学校
㊿名古屋医健スポーツ専門学校
51名古屋医専
52名古屋平成看護医療専門学校

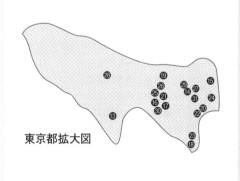

東京都拡大図

あん摩マッサージ指圧師、はり師きゅう師全国養成施設所在地一覧

＊は東洋療法学校協会加盟校。★がある学校名は2019年4月から2020年4月までに校名変更を行った、あるいは変更を予定している施設を示し、新校名を掲載している

都道府県	学校名	郵便番号	住所	電話番号
北海道	札幌青葉鍼灸柔整専門学校	〒060-0053	札幌市中央区南3条東4丁目1-24	011-231-8989
	札幌スポーツ＆メディカル専門学校	〒060-0061	札幌市中央区南1条西8丁目11-1	0120-35-1554
	北海道鍼灸専門学校＊	〒063-0002	札幌市西区山の手2条6丁目5-10	011-642-5051
	北海道メディカル・スポーツ専門学校	〒061-1396	恵庭市恵み野北2-12-4	0123-36-5500
岩手県	盛岡医療福祉スポーツ専門学校＊★	〒020-0021	盛岡市中央通3-3-4	0120-071-089
宮城県	赤門鍼灸柔整専門学校＊	〒980-0845	仙台市青葉区荒巻青葉33-1	022-222-8349
	東日本医療専門学校	〒981-1104	仙台市太白区中田4-4-35	022-381-8381
福島県	福島医療専門学校	〒963-8026	郡山市並木3-2-23	024-933-0808
群馬県	育英メディカル専門学校	〒371-0844	前橋市古市町1-35-6	027-280-6811
埼玉県	浦和専門学校	〒330-0055	さいたま市浦和区東高砂町30-8	0120-29-2233
	呉竹医療専門学校＊	〒330-0854	さいたま市大宮区桜木町1-185-1	048-658-0001
千葉県	関東鍼灸専門学校＊	〒261-0014	千葉市美浜区若葉2-9-2	043-273-5030
東京都	アルファ医療福祉専門学校＊	〒194-0022	町田市森野1-7-8	042-729-1026
	お茶の水はりきゅう専門学校	〒113-0034	文京区湯島1-3-6	03-5689-3366
	国際鍼灸専門学校＊	〒125-0062	葛飾区青戸2-1-3	03-3693-1214
	首都医校	〒160-0023	新宿区西新宿1-7-3	03-3346-3000
	新宿医療専門学校＊	〒160-0017	新宿区左門町5番地	0120-207-750
	長生学園＊	〒144-0055	大田区仲六郷2-35-7	03-3738-1630
	帝京平成大学	〒170-8445	豊島区東池袋2-51-4	03-5843-3111
	東京有明医療大学	〒135-0063	江東区有明2丁目9番1号	03-6703-7000
	東京医療専門学校＊	〒160-0008	新宿区四谷三栄町16-12	03-3341-4043
	東京医療福祉専門学校＊	〒104-0032	中央区八丁堀1-11-11	03-3551-5751
	東京衛生学園専門学校＊	〒143-0016	大田区大森北4-1-1	03-3763-6621
	東京メディカル・スポーツ専門学校＊	〒134-0088	江戸川区西葛西3-1-16	0120-35-2930
	東洋鍼灸専門学校＊	〒169-0073	新宿区百人町1-4-4	03-3209-5436
	日本医学柔整鍼灸専門学校＊	〒169-0075	新宿区高田馬場1-18-18	03-3208-7741
	日本健康医療専門学校＊	〒111-0053	台東区浅草橋3-31-5	03-5835-1456
	日本工学院八王子専門学校＊	〒192-0983	八王子市片倉町1404-1	0120-444-700
	日本指圧専門学校＊	〒112-0002	文京区小石川2-12-4	03-3813-7354
	日本鍼灸理療専門学校＊	〒150-0031	渋谷区桜丘町20-1	03-3461-4787
	了徳寺学園医療専門学校＊	〒130-0026	墨田区両国4-27-4	03-3846-5151
神奈川県	神奈川衛生学園専門学校＊	〒238-0052	横須賀市佐野町2-34	046-850-6310
	神奈川柔整鍼灸専門学校	〒252-0313	相模原市南区松が枝町7-5	042-740-7222
	呉竹鍼灸柔整専門学校＊	〒222-0033	横浜市港北区新横浜2-7-24	045-471-3731
	湘南医療福祉専門学校＊	〒244-0805	横浜市戸塚区川上町84-1	045-820-1329
	横浜医療専門学校	〒221-0056	横浜市神奈川区金港町9-12	045-440-1750
新潟県	国際メディカル専門学校	〒950-0914	新潟市中央区紫竹山6-4-12	0120-287-431
	新潟看護医療専門学校	〒950-2264	新潟市西区みずき野1-105-1	025-264-3355
石川県	金沢医療技術専門学校	〒920-0849	金沢市堀川新町7番1号	076-263-1515
長野県	信州スポーツ医療福祉専門学校＊	〒380-0816	長野市三輪1313	026-233-0555
岐阜県	岐阜保健大学医療専門学校	〒500-8281	岐阜市東鶉2-68	058-274-3227
静岡県	静岡医療学園専門学校	〒421-0115	静岡市駿河区みずほ5-14-22	054-256-7770
	専門学校白寿医療学院	〒410-2221	伊豆の国市南江間1949	055-947-5311
	専門学校浜松医療学院＊	〒434-0038	浜松市浜北区貴布祢232-3	053-585-1333

静岡県	専門学校中央医療健康大学校*	〒422-8006	静岡市駿河区曲金6-7-15	054-202-8700
	東海医療学園専門学校*	〒413-0006	熱海市桃山町20-7	0557-82-0459
	常葉大学	〒431-2102	浜松市北区都田町1230番地	053-428-3511
愛知県	専門学校名古屋鍼灸学校*	〒454-0012	名古屋市中川区尾頭橋3-5-28	052-321-4456
	中和医療専門学校*	〒492-8251	稲沢市東緑町1-1-81	0587-23-5235
	名古屋医健スポーツ専門学校	〒460-0008	名古屋市中区栄3-20-3	0120-532-305
	名古屋医専	〒450-0002	名古屋市中村区名駅4-27-1	052-582-3000
	名古屋平成看護医療専門学校	〒464-0850	名古屋市千種区今池1-5-31	0120-134-634
三重県	鈴鹿医療科学大学	〒510-0293	鈴鹿市岸岡町1001-1	059-383-8991
京都府	京都医健専門学校	〒604-8203	京都市中京区西入衣棚町51-2	0120-448-808
	京都仏眼鍼灸理療専門学校*	〒605-0994	京都市東山区一橋宮ノ内町7	075-551-6377
	明治国際医療大学*	〒629-0392	南丹市日吉町保野田ヒノ谷6-1	0771-72-1181
大阪府	大阪医専	〒531-0076	大阪市北区大淀中1-10-3	06-6452-0110
	大阪医療技術学園専門学校*	〒530-0044	大阪市北区東天満2-1-30	0120-78-2501
	大阪ハイテクノロジー専門学校*	〒532-0003	大阪市淀川区宮原1-2-43	0120-33-8119
	大阪行岡医療専門学校長柄校*	〒531-0061	大阪市北区長柄西1-7-53	06-6358-9271
	関西医療学園専門学校*	〒558-0011	大阪市住吉区苅田6-18-13	06-6699-2222
	関西医療大学*	〒590-0482	泉南郡熊取町若葉2-11-1	072-453-8251
	近畿医療専門学校	〒530-0047	大阪市北区西天満5丁目3番10号	06-6360-3003
	国際東洋医療学院	〒596-0076	岸和田市野田町2-2-8	072-429-5931
	東洋医療専門学校*	〒532-0004	大阪市淀川区西宮原1-5-35	06-6398-2255
	平成医療学園専門学校	〒531-0071	大阪市北区中津6-10-15	0120-1049-91
	明治東洋医学院専門学校*	〒564-0034	吹田市西御旅町7-53	06-6381-3811
	森ノ宮医療学園専門学校*	〒537-0022	大阪市東成区中本4-1-8	06-6976-6889
	森ノ宮医療大学	〒559-8611	大阪市住之江区南港北1-26-16	06-6616-6911
	履正社医療スポーツ専門学校*	〒532-0024	大阪市淀川区十三本町3-4-21	0120-8404-21
兵庫県	神戸医療福祉専門学校中央校	〒650-0015	神戸市中央区多聞通2-6-3	0120-480-294
	神戸東洋医療学院	〒650-0021	神戸市中央区三宮町1-9-1 センタープラザ14階	078-333-1557
	宝塚医療大学	〒666-0162	宝塚市花屋敷緑ガ丘1	072-736-8600
	兵庫鍼灸専門学校*	〒650-0003	神戸市中央区山本通2丁目14番31号	078-221-5589
岡山県	朝日医療大学校*	〒700-0026	岡山市北区奉還町2丁目7-1	086-255-2000
広島県	IGL医療福祉専門学校*	〒731-3164	広島市安佐南区伴東1丁目12-18	0120-849-501
	朝日医療専門学校広島校*	〒733-0812	広島市西区己斐本町1丁目25番15号	082-507-1212
香川県	四国医療専門学校*	〒769-0205	綾歌郡宇多津町浜五番丁62-1	0877-41-2323
愛媛県	河原医療福祉専門学校	〒790-0014	松山市柳井町3-3-13	089-946-3388
福岡県	九州医療スポーツ専門学校	〒802-0077	北九州市小倉北区馬借1丁目1-2	093-531-5331
	福岡医健・スポーツ専門学校	〒812-0032	福岡市博多区石城町7-30	0120-717-261
	福岡医療専門学校*	〒814-0005	福岡市早良区祖原3-1	092-833-6120
	福岡天神医療リハビリ専門学校	〒810-0004	福岡市中央区渡辺通4丁目3-7	092-738-7823
佐賀県	九州医療専門学校	〒841-0027	鳥栖市松原町1709-2	0120-81-4545
長崎県	こころ医療福祉専門学校	〒850-0048	長崎市上銭座町11-8	0120-100-770
熊本県	九州看護福祉大学	〒865-0062	玉名市富尾888番地	0968-75-1800
大分県	大分医学技術専門学校	〒870-8658	大分市千代町1-1-10	097-535-0201
宮崎県	九州保健福祉大学	〒882-8508	延岡市吉野町1714-1	0982-23-5555
鹿児島県	鹿児島鍼灸専門学校*	〒890-0051	鹿児島市高麗町37-7	099-259-0615
	鹿児島第一医療リハビリ専門学校	〒899-4395	霧島市国分中央1-12-42	0995-48-5551
沖縄県	専門学校 沖縄統合医療学院	〒901-2132	浦添市伊祖4-1-19	0120-873-104

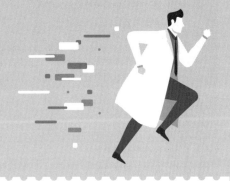

CATCH UP NEWS!

キャッチアップ！ 医療記事
HEADLINE

— HEADLINE NEWS —

NEWS 01 残薬の活用で医療費削減を
「節薬バッグ」運動広がる

日本経済新聞電子版 2020年1月19日

NEWS 02 お酒の量、外来で減らせ
茨城の病院、
総合診察医が問診

朝日新聞デジタル 2020年1月19日

NEWS 03 子どものスマホ制限条例、
批判が殺到
「ゲーム」限定に変更

読売新聞オンライン 2020年1月21日

NEWS 04 「納豆よく食べる人」
循環器疾患の死亡リスク、
2割低い
みそ・豆腐は差なし

読売新聞オンライン 2020年1月30日

NEWS 05 オンライン診療、
慢性頭痛と
禁煙治療が対象へ

日本経済新聞電子版 2020年1月31日

NEWS 06 新型肺炎、
憲法の「緊急事態条項」
新設論が活性化

産経ニュース 2020年1月31日

NEWS 07 地域医療の要を養成へ
総合診療医のセンター
過疎地5大学に設置 厚労省

デジタル毎日 2020年2月3日

NEWS 08 認知症になると
「迷惑かける」6割に
政府の世論調査

朝日新聞デジタル 2020年2月3日

NEWS 09 2800人分の
がんゲノムを大規模解析
異常を4600万個特定
理研、東大など

デジタル毎日 2020年2月6日

NEWS 10 15都県で花粉シーズン入り、
東海など平年より5〜10日早く
記録的暖冬が影響

読売新聞オンライン 2020年2月7日

NEWS 11 診療報酬改定を答申
「人件費」分引き上げ、
医師の労働時間短縮の財源に

デジタル毎日 2020年2月7日

NEWS 12 着床前診断拡大へ
目のがんも対象か
日産婦が検討
患者から意見書

点字毎日活字版 2020年2月13日

SCHEDULE 開催予告

東日本

▶ **日本内経医学会**

開催日 ①3月8日（日）、②3月15日（日）

会場 ①東京都・北里大学白金キャンパス
②東京都・多摩市多摩教室

内容 ①第一クラス「原典閲読演習」、「訓読講座」。
第二クラス「素問講座」、「霊枢講座」。
②基礎講座「輪読」、「閲読演習」。

連絡先 事務局　E-mail：daikei-admin@umin.ac.jp

▶ **律動法研究会**

開催日 3月8日（日）①基礎シリーズ全3回コース(1)、
②月例臨床セミナー

会場 神奈川県・周気堂治療室

内容 「腰椎5番の律動調整法」、「扁鵲の透視診断」、
「正常・異常、筋肉反射テストの実習」、「L5のリスティ
ングの診断」。

連絡先 事務局　TEL：045-531-2716

▶ **東方会**

開催日 3月8日（日）

会場 東京都（大森）・おおとり会館

内容 症例報告、実技、入門塾。

連絡先 事務局（東方堂鍼灸院内）
TEL/FAX：03-3209-0761

▶ **経絡按摩・関節運動法講習会**

開催日 3月8日（日）

会場 東京都・連合会館 501号室

内容 鍼・温灸講習会「井穴刺絡の実技。基本練習
の復習」。経絡按摩・関節運動法講習会「背腰部・殿
部の按摩の復習的練習。重要な関節の関節運動法の復
習的練習」。

連絡先 事務局（田中鍼灸指圧治療院内）
TEL：03-3475-4631
E-mail：hibiki@s2.dion.ne.jp

▶ **紘鍼会**

開催日 3月8日（日）

会場 東京都・西新宿角三会館

内容 「古典における病理感 その1」（皆川嘉彦）、質
疑応答、実技研修。

連絡先 事務局（松本俊吾）　TEL：03-3678-4726
E-mail：syungo.16hari@orion.ocn.ne.jp

▶ **漢方鍼医会**

開催日 3月8日（日）

会場 東京都・中野サンプラザ

内容 ①入門部「脈診」、実技：総復習。②研修部「部
員発表」。③研究部「治験発表」、「未定」（小板橋裕哉）、
「服装から診る治療」（麻生由紀子）。

連絡先 天馬堂橋上鍼灸院　TEL：04-2946-8189
E-mail：tenmado@email.plala.or.jp

▶ **半身症候鍼灸研究会**

開催日 3月15日（日）①基礎シリーズ全3回コース
(1)、②月例臨床セミナー

会場 神奈川県・新横浜はりセンター

内容 ①「半症鍼臨床の実際」、「正常・異常、筋肉反
射テスト（TRテスト）法実習、選穴法」。
②「臨床現場を想定した臨床技術の修得」。

連絡先 事務局　TEL：045-531-2716

▶ **中医臨床実力養成研修会**

開催日 3月15日（日）

会場 東京都・GS第一伝統治療院

内容 「各病による痛みの本治と標治のコツ」、「鍼灸、
漢方薬、薬膳の方法」、「第二講：顔面痛、歯痛」。

連絡先 GS第一伝統治療院
TEL：03-3446-5598
E-mail：gogeish9411@hotmail.com

▶ **文京鍼研究会**

開催日 3月15日（日）

会場 東京都・日暮里ひろば館

内容 古典研究「難経(56〜60難)」(藤田龍太郎)、臨床講座「難経の脈の理由」(加藤秀郎、他)。

連絡先 澤田はり治療室　TEL：03-5474-5088

▶杉山検校遺徳顕彰会　第6回学術講習会

開催日 3月15日(日)

会場 東京都・杉山和一記念館1F多目的室

内容 「杉山真伝流の治験例と管鍼術の実際(3) 一浮腫・痃癖」(大浦慈観)。

連絡先 事務局(吉沢)　TEL：03-3634-1055

E-mail(田部)：shinnosuketabe24@gmail.com

▶杉山真伝流勉強会

開催日 3月21日(土)

会場 東京都・七倉会館

内容 講義：『杉山流三部書』のうち「撰鍼三要集」から、実技：真伝流「基本18術」。

連絡先 大浦慈観　TEL：028-621-7893

E-mail：robounokusa@mbk.ocn.ne.jp

▶長野式臨床研究会

開催日 3月22日(日)

会場 東京都・ワイム会議室四谷三丁目

内容 ①「基礎実技セミナー(1) 診断法」(大野倫史)。②「基礎セミナー(2) 免疫系」(大野倫史)。

連絡先 東京支部　TEL：0587-22-1116

E-mail：m16arigatou@yahoo.co.jp

▶積聚会

開催日 3月22日(日)

会場 北海道・北海道メディカル・スポーツ専門学校

内容 「積聚治療と井穴への補助治療」(原オサム、鈴木美由紀)。

連絡先 事務局　TEL/FAX：03-6659-9098

E-mail：office@shakuju.com

▶古典鍼灸　青鳳会

開催日 3月22日(日)

会場 東京都・ハロー貸会議室 新宿曙橋

内容 「坐骨神経痛の鍼灸治療」(下田雅亮)、「打鍼術の実際」(齋藤鳳観)。

連絡先 事務局(ニコス堂鍼灸院)

TEL：042-575-1054

西日本

▶氣鍼医術臨床講座

開催日 ①3月1日(日)、②3月7日(土)

会場 兵庫県・漢医堂三ノ宮分院

内容 ①「氣鍼医術臨床講座普通部」(中村泰山)。②「玄庵塾」(葛野玄庵)。

連絡先 事務局(漢医堂三ノ宮分院内)

TEL：078-334-1589

▶漢法苞徳会

開催日 3月1日(日)

会場 東京都・目黒さつきビル

内容 「汎用太鍼の実際の実技運用」、「漢法苞徳会カルテ記入の実技」、「六気の治療の実技」、「難経精読」。

連絡先 事務局(宮地)　TEL：090-8511-9021

E-mail：setsuyo_y.m.nishiogi-harikyu@ezweb.ne.jp

▶長野式臨床研究会

開催日 3月8日(日)①福岡支部

　　　　3月22日(日)②大阪技術マスタークラス、③大阪臨床マスタークラス

会場 ①福岡県・アクロス福岡

　　　②③大阪府・新大阪丸ビル新館

内容 ①「基礎セミナー(6) 臨床実技」(森山潤)。②「大阪技術マスタークラス(2) 頚肩部」(長野康司)。③「大阪臨床マスタークラス(2) 頚肩部」(長野康司)。

連絡先 ①福岡支部　TEL：072-601-0873

　　　　E-mail：ranman-dou@pu3.fiberbit.net

　　　②③事務局　TEL：097-535-1525

　　　　E-mail：naganoshiki870@gmail.com

▶日本良導絡自律神経学会近畿ブロック講習会

開催日 3月8日(日)

会場 大阪府・SMG大阪

内容 「データ管理の必要性」(吉野亮子)、「鍼灸師の行動科学」(中川晶)。

連絡先 事務局

E-mail：ryoudouraku.kinnki.@gmail.com

▶漢方鍼灸臨床研究会

開催日 3月15日（日）

会 場 大阪府・大阪駅前第3ビル オーティーシー

内 容 「患部における気血水の考え方」、「陽虚傾向の患者について」、「三焦の臨床運用」、「押手の陰陽理論」。

連絡先 大樹鍼灸院　TEL：06-6192-2366

E-mail：nenoma1127@gmail.com

▶柿田塾

開催日 3月15日（日）

会 場 大阪府・産業創造館

内 容 「柿田流問診講義」（城田吉彦）、「柿田流脉診講義」（沖胡操）、「古典講義」（伊藤和真）、「柿田流の理論と実践」（柿田秀明）。

連絡先 おのころ治療院　TEL：0799-62-0990

▶一般社団法人 東洋はり医学会関西

開催日 3月15日（日）

会 場 大阪府・森ノ宮医療学園専門学校

内 容 「臨床こぼれ話」（丸尾頼廉）、実技「小里方式」。

連絡先 ノマド鍼灸院（宮田）　TEL：090-3942-6514

E-mail：toyoharichokoh@yahoo.co.jp

▶古典鍼灸臨床医学会

開催日 3月20日（金）

会 場 兵庫県・西宮勤労会館

内 容 素問解説「風論篇第42」（西條洋）、症例検討会「五十肩」（加岳井勝）、臨床各論、実技。

連絡先 栗原鍼灸院　TEL：078-452-9789

▶第19回　大阪漢方鍼灸医学セミナー

開催日 3月22日（日）

会 場 大阪府・森ノ宮医療学園専門学校 605号室

内 容 臨床での鍼灸療法「ストレス関連症状」（福田文彦）、漢方入門講座「臨床での漢方治療」（佐々木一郎、川茂聖哉）。

連絡先 事務局　E-mail：kawachi0825@gmail.com

▶カササギ会

開催日 3月22日（日）

会 場 兵庫県・病は気から気は病から（神戸元町）

内 容 「ゼロから始める経絡治療～経絡治療経験ゼロの方でも2時間で子午鍼法をしていただけるようになります」。

連絡先 事務局　TEL：078-381-8455

E-mail：flyingkasasagi@gmail.com

研究会などの情報をお寄せください。

●掲載したい学会、研究会の情報を、編集部へFAXかE-mailでお送りください。

【連絡先】株式会社医道の日本社　東京支社　編集部　読者の広場係

FAX：03-3772-3200　E-mail：dokusha@idojapan.co.jp

●掲載料は無料ですが、医療従事者が医療従事者向けに開催しているものに限定しています。

●学会・研究会内に、本誌の定期購読会員がいることを、掲載の条件とさせていただきます。

●初めての学会・研究会様には、会則、主な講師の資格、所属人数、入会金・講習料などにまつわる書類を提出いただいております。基準についてはお問い合わせください。基準に満たない場合は掲載をお断りする場合もございます。あらかじめご了承ください。

●掲載内容は誌面の関係上、編集部で改変、要約、省略させていただく場合がございます。校正はお出ししておりません。

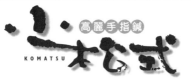

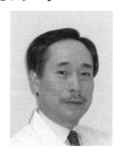

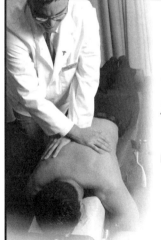
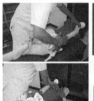

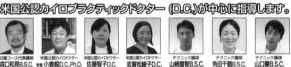

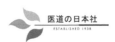

VOICE/THOUGHT/SUGGESTION
読者の声

1

毎月楽しみにしております。学校では学べないようなことを知ることができ、とても助かっています。今後も読ませていただきます。

（神奈川県・海野龍一）

2

偏りがない内容でとても勉強になります。これからもいろいろな情報の発信をよろしくお願いします。

（神奈川県・桑原辰行）

「読者の声」コーナーでは、皆さまからのご感想・ご意見をお待ちしております。本欄で紹介させていただいた方には、掲載誌と図書カード（500円分）をお贈りいたします。
【読者係メール宛先：toukou@idojapan.co.jp】

 BOOK 新刊紹介

※お問い合わせは各発行所にお願いいたします

◉ 世界一やさしいトリガーポイントの探し方・押し方

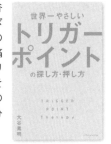

鍼灸マッサージ師の大谷素明氏による、トリガーポイントの探し方、押し方の入門書。56部位に起こる痛みと、それに関連したトリガーポイントがある筋、そしてその部位への押圧の方法をイラストとともに分かりやすく解説している。

大谷素明・著
エクスナレッジ
四六判・192頁
定価1,500円＋税

◉ 絵でわかる薬のしくみ

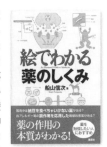

身近にある薬はどのように生まれ、また身体に作用しているのか──。本書では人と薬と毒の関係から始まり、薬物と薬剤の違い、薬剤師と登録販売者の違いといった薬にまつわる基礎知識を紹介。また、自律神経系や循環器・血液系など、それぞれに関連する薬の作用について項目ごとに掲載されている。

船山信次・著
講談社
Ａ５判・224頁
定価2,300円＋税

◉ 肝臓専門医が教える
病気になる飲み方、ならない飲み方

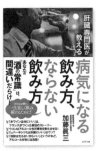

「毎日、適量を飲む人は、飲まない人より死亡率が低い」「度数の高い酒は、咽頭、喉頭、食道がんの危険性を増やす」。お酒にまつわる本当の話を、慶応義塾大学看護医療学部で教授を務める肝臓専門医の加藤眞三氏が解説。お酒と一生付き合うためのコツが分かる一冊となっている。

加藤眞三・著
ビジネス社
四六判・223頁
本体1,400円＋税

NEWSLETTER　今月の会報

CLOSE UP!

メリディアン　第60号

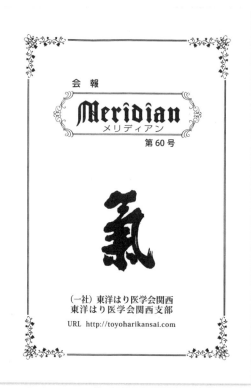

（一社）東洋はり
医学会関西

巻頭言で会長の中野正得氏は2019年を振り返り、同会名誉会長である宮脇優輝氏が海外へ講師として招かれる機会が増えたことを報告。2019年11月の日本伝統鍼灸学会学術大会では同会会員が一般口演、実技セッションにて登壇したことを取り上げた。「もはや、当会の活動は関西の枠だけでは収まらなくなっています。かねてより描いていた構想を実行に移す時がやって来ました。東洋はり医学会関西は、『日本はり医学会』に名称を変更します。そして当会で脈診流経絡治療を習得された会員の皆様を、『日本はり医』として認定します」と語り、2月の会員総会での承認を求めている。

砭石　第515号　古典鍼灸研究会

日本鍼灸新報　第672号　公益社団法人日本鍼灸師会

東洋療法　第310号　公益社団法人全日本鍼灸マッサージ師会

東鍼会報　第294　東京都鍼灸師会

会報　第116号　公益社団法人京都府鍼灸マッサージ師会

たにはだより　第132号　明治国際医療大学鍼灸学部・大学院同窓会

埼鍼報　第183号　公益社団法人埼玉県鍼灸師会

漢方の臨床　1月号　東亜医学協会

会報　メリディアン　（一社）東洋はり医学会関西

人間医学　2月号　人間医学社

マクロビオティック　2月号　日本CI協会

短歌21世紀　2月号　短歌21世紀発行所

兵庫県保険鍼灸師会会報　2月号　協同組合兵庫県保険鍼灸師会

心・技・体　第317号　日本整体学会

[編集後記]

大きな災害を2回経験している。1回目は、1995年の阪神・淡路大震災。実家の宝塚に住んでいた、当時は中学3年生だった僕は、大きな揺れで飛び起きた。ガスがなかなか復旧せずに苦労したのを覚えている。2回目は、2011年の東日本大震災。医道の日本の東京オフィスが新宿にあった頃。新宿御苑へみんなで避難し、自宅まで歩いて帰った。いずれも自分自身は大きな被害には遭わなかったが、それでも不安になったし、心細かった。深刻な被害に遭った方の胸中は察するに余り有るものがある。▶災害関連では、これまで被災地での鍼灸マッサージの先生方のボランティア活動などを取り上げてきた。今回は、治療中にもし災害に遭ったら……というテーマで巻頭企画を組んだ。災害対策も鍼灸の安全性対策の範疇だといえるだろう。▶もしものことは、いつ起きるかわからない。非常時ほど平和だった頃の有難みが身に染みる。しばしば忘れがちだが、人生において当たり前のことなど何一つとしてないのである。うつし世は夢、よるの夢こそまこと【山口】

東京では1月25日、コンビニでマスクが買えました。翌週、あらゆる店舗からマスクが消えました。2月17日現在、新型コロナウイルスは東京都内でも複数の感染者が確認されたとの情報が流れています。スマホに入れた「NHKニュース防災」アプリからは、頻繁にこの感染症に関するライブニュースが届きます。3月1日開催予定の東京マラソン2020は、マラソンエリートおよび車いすエリートの部のみに縮小されました。事態は刻々と変わり、1カ月前、10日前とはまるで違う様相を呈しています。小誌3月号が発刊される3月1日、感染は終息に向かっているのか、拡大して社会機能に多大な影響を及ぼしているのか。当たり前の日常を奪う災害。日頃の備えを改めて見直さなくてはなりません。【由井】

[今月のおすすめ]

小社で刊行が続いている「筋膜」関連本で、異色の1冊『ファシアーその存在と知られざる役割ー』(David Lesondak著、小林只監訳)が完成しました。「ファシア」(もはや筋膜ではございません)と名付けられた体組織の意外な実態と機能性が、日本発のファシアリリース治療「エコーガイド下ファシア・ハイドロリリース」を考案した木村裕明医師、小林只医師ほか一般社団法人日本整形内科学研究会(JNOS)メンバーによる翻訳で、より深く理解できます。作業開始前、「これは健康オタクの一般人(私)でも理解できるファシアの入門書ですね!」と意気揚々と申した私に、「いえ、医学専門書の範疇です(苦笑)」と断言された小林医師の練られた意訳と親しみやすい訳注により、健康オタクの一般人も楽しく読めると断言できる1冊になりました!【小林】

医 道 の 日 本

VOL.79 NO.3 2020年3月

2020年(令和2年)3月号　Vol.79 No.3(通巻918号)
©IDO NO NIPPON SHA, Inc.
2020年3月1日発行(毎月1回1日発行)　定価 本体908円+税　送料140円

発行人	戸部慎一郎	広告	岩花京太朗	
編集長	山口智史		熊澤宏昭	
編集	由井和美		城間あやね	
	兼平祐輔			
	小林篤子	デザイン	株式会社 dig	
	椚田直樹	デザイナー	成宮成	
	髙橋優果		山﨑綾子	
	島田潤		峰村沙那	
	山本千津			
		組版	有限会社ナノネット	
			株式会社アイエムプランニング	
		印刷・製本	横山印刷株式会社	

発行所　株式会社医道の日本社
http://www.idononippon.com

本社　〒237-0068
神奈川県横須賀市追浜本町1-105
TEL 046-865-2161
FAX 046-865-2707

東京支社　〒140-0014
東京都品川区大井町1丁目23番1号
カクタビル8F

広告受付　TEL 03-5718-3012
FAX 03-5718-3013

編集部　TEL 03-5718-3011
FAX 03-3772-3200

月刊「医道の日本」バックナンバー12カ月INDEX

2019年3月号

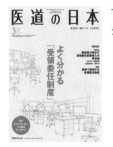

よく分かる「受領委任制度」／デスクワーカーへの鍼灸マッサージ

2019年4月号

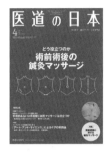

どう役立つのか 術前術後の鍼灸マッサージ

2019年5月号

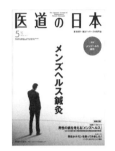

メンズヘルス鍼灸

2019年6月号

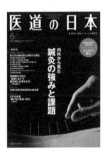

内外から見た鍼灸の強みと課題

2019年7月号

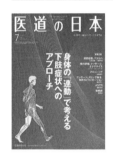

身体の「連動」で考える下肢症状へのアプローチ

2019年8月号

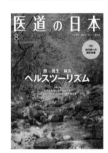

旅×養生×鍼灸 ヘルスツーリズム／旅行者への鍼灸治療

2019年9月号

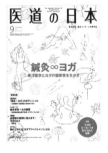

鍼灸∞ヨガ──東洋医学とヨガの親和性を生かす──

2019年10月号

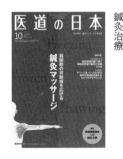

肩関節の可動域を広げる鍼灸マッサージ／肩関節周囲炎への鍼灸治療

2019年11月号

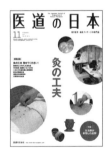

灸の工夫／灸治療が奏効した症例

2019年12月号

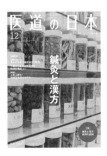

鍼灸と漢方／鍼灸と漢方 併用の症例

2020年1月号

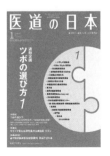

連動企画 ツボの選び方1

2020年2月号

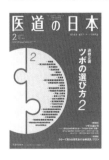

連動企画 ツボ選び方2

◆医道の日本社図書◆取扱書店一覧

北海道

札幌市	三省堂書店札幌店	011-209-5600
	MARUZEN&ジュンク堂書店札幌店	011-223-1911
	紀伊國屋書店札幌本店	011-231-2131
	コーチャンフォー新川通り店	011-769-4000
小樽市	喜久屋書店小樽店	0134-31-7077
旭川市	ジュンク堂書店旭川店	0166-26-1120

青森県

青森市	戸田書店青森店	017-762-1815
弘前市	ジュンク堂書店弘前中三店	0172-34-3131
	紀伊國屋書店弘前店	0172-36-4511

岩手県

盛岡市	ジュンク堂書店盛岡店	019-601-6161

宮城県

仙台市	丸善仙台アエル店	022-264-0151
	アイエ書店	022-738-8670

秋田県

秋田市	ジュンク堂書店秋田店	018-884-1370

山形県

山形市	八文字屋本店	023-622-2150
	高陽堂書店	023-631-6001
	戸田書店山形店	023-682-3111
東田川郡	戸田書店三川店	0235-68-0015

福島県

郡山市	ジュンク堂書店郡山店	024-927-0440

茨城県

つくば市	ACADEMIAイーアスつくば店	029-868-7407

群馬県

前橋市	蔦屋書店前橋みなみモール店	027-210-0886
	紀伊國屋書店前橋店	027-220-1830
	戸田書店前橋本店	027-223-9011
	廣川書店前橋店	027-231-3077
高崎市	廣川書店高崎店	0273-22-4804
	戸田書店高崎店	027-363-5110
藤岡市	戸田書店藤岡店	0274-22-2469

埼玉県

さいたま市	紀伊國屋書店さいたま新都心店	048-600-0830
	三省堂書店大宮店	048-646-2600
	ブックデポ書楽	048-852-6581
	紀伊國屋書店浦和パルコ店	048-871-2760
熊谷市	戸田書店熊谷店	048-599-3232

千葉県

千葉市	志学書店	043-224-7111
	三省堂書店そごう千葉店	043-245-8331
流山市	紀伊國屋書店流山おおたかの森店	04-7156-6111
柏市	ジュンク堂書店柏モディ店	04-7168-0215
船橋市	ジュンク堂書店南船橋店	047-401-0330
習志野市	丸善津田沼店	047-470-8313
印西市	宮脇書店印西牧の原店	0476-40-6325

東京都

千代田区	三省堂書店神保町本店	03-3233-3312
	三景書店	03-3252-2149
	いざわ書林	03-3261-3311
	亜東書店	03-3291-9731
	新樹社書林	03-3293-5691
	東方書店	03-3294-1001
	燎原書店	03-3294-3445
	書泉グランデ	03-3295-0011
	丸善お茶の水店	03-3295-5581
	丸善丸の内本店	03-5288-8881
中央区	八重洲ブックセンター	03-3281-8203
	丸善日本橋店	03-6214-2001
中野区	ブックファースト中野店	03-3319-5161
新宿区	紀伊國屋書店新宿本店	03-3354-0131
	ブックファースト新宿店	03-5339-7611
江東区	紀伊國屋書店ららぽーと豊洲店	03-3533-4361
大田区	東邦稲垣書店	03-3766-0068
品川区	医学堂書店	03-3783-9774
文京区	文光堂書店本郷店	03-3815-3521
豊島区	たにぐち書店	03-3980-5536
	ジュンク堂書店池袋本店	03-5956-6111
渋谷区	MARUZEN&ジュンク堂書店渋谷店	03-5456-2111
武蔵野市	ジュンク堂書店吉祥寺店	0422-28-5333
国分寺市	紀伊國屋書店国分寺店	042-325-3991
多摩市	丸善多摩センター店	042-355-3220
立川市	ジュンク堂書店立川高島屋店	042-512-9910
	オリオン書房ノルテ店	042-522-1231

神奈川県

横浜市	有隣堂伊勢佐木町本店	045-261-1231
	有隣堂横浜駅西口店	045-311-6265
	紀伊國屋書店横浜店	045-450-5901
	ACADEMIA港北店	045-914-3320
	紀伊國屋書店ららぽーと横浜店	045-938-4481
	ブックファースト青葉台店	045-989-1781
川崎市	丸善ラゾーナ川崎店	044-520-1869
厚木市	有隣堂厚木店	046-223-4111
藤沢市	ジュンク堂書店藤沢店	0466-52-1211

新潟県

新潟市	考古堂書店	025-229-4050
	紀伊國屋書店新潟店	025-241-5281
	戸田書店新潟南店	025-257-1911
	ジュンク堂書店新潟店	025-374-4411
長岡市	戸田書店長岡店	0258-22-5911

富山県

富山市	紀伊國屋書店富山店	076-491-7031
	BOOKSなかだ掛尾本店	076-492-1197

山梨県

甲府市	ジュンク堂書店岡島甲府店	055-231-0606
中巨摩郡	明倫堂書店甲府店	055-274-4331
中央市	戸田書店山梨中央店	055-278-6811

長野県

松本市	丸善松本店	0263-31-8171

岐阜県

岐阜市	郁文堂支店	058-246-1722
	丸善岐阜店	058-297-7008

静岡県

静岡市	戸田書店静岡本店	054-205-6111
	MARUZEN&ジュンク堂書店新静岡店	054-275-2777

浜松市	ガリバー浜松店	053-433-6632
掛川市	戸田書店掛川西郷店	0537-62-6777

愛知県

名古屋市	丸善名古屋本店	052-238-0320
	ジュンク堂書店ロフト名古屋店	052-249-5592
	大竹書店	052-262-3828
	三省堂書店名古屋本店	052-566-6801
	ジュンク堂書店名古屋店	052-589-6321
西春日井郡	紀伊國屋書店名古屋空港店	0568-39-3851

滋賀県

草津市	ジュンク堂書店滋賀草津店	0568-39-3851

京都府

京都市	丸善京都本店	075-253-1599
	アバンティ ブックセンター京都店	075-671-8987
	大垣書店イオンモールKYOTO店	075-692-3331
	ガリバー京都店	075-751-7151

大阪府

大阪市	ジュンク堂書店大阪本店	06-4799-1090
	MARUZEN&ジュンク堂書店梅田店	06-6292-7383
	紀伊國屋書店グランフロント大阪店	06-6315-8970
	紀伊國屋書店梅田本店	06-6372-5821
	ジュンク堂書店近鉄あべのハルカス店	06-6626-2151
	ジュンク堂書店難波店	06-6635-5330
	旭屋書店なんばCITY店	06-6644-2551
東大阪市	ヒバリヤ書店本店	06-6722-1121
堺市	紀伊國屋書店泉北店	072-292-1631
高槻市	紀伊國屋書店高槻店	072-686-1195
	ジュンク堂書店高槻店	072-686-5300

兵庫県

神戸市	ジュンク堂書店三宮駅前店	078-252-0777
	ジュンク堂書店三宮店	078-392-1001
	神陵文庫本店	078-511-5551
	紀伊國屋書店西神店	078-990-3573
姫路市	ジュンク堂書店姫路店	0792-21-8280

奈良県

奈良市	ジュンク堂書店奈良店	0742-36-0801
橿原市	奈良栗田書店	0744-22-8657

和歌山県

和歌山市	宮脇書店ロイネット和歌山店	073-402-1472

岡山県

岡山市	神陵文庫岡山営業所	086-223-8387
	泰山堂書店鹿田本店	086-226-3211
	丸善岡山シンフォニービル店	086-233-4640
倉敷市	喜久屋書店倉敷店	086-430-5450

広島県

広島市	紀伊國屋書店広島店	082-225-3232
	神陵文庫広島営業所	082-232-6007
	井上書店	082-254-5252
	丸善広島店	082-504-6210
	ジュンク堂書店広島駅前店	082-568-3000
安芸郡	フタバ図書TERA広島府中店	082-561-0770

山口県

宇部市	井上書店宇部店	0836-34-3424

徳島県

徳島市	紀伊國屋書店徳島店	088-602-1611
	久米書店	088-623-1334
	久米書店医大前	088-632-2663

香川県

高松市	宮脇書店総本店	087-823-3152
	ジュンク堂書店高松店	087-832-0170
	宮脇書店本店	087-851-3733
丸亀市	紀伊國屋書店丸亀店	0877-58-2511

愛媛県

松山市	ジュンク堂書店松山店	089-915-0075
	新丸三書店	089-955-7381

福岡県

福岡市	紀伊國屋書店福岡本店	092-434-3100
	九州神陵文庫本社	092-641-5555
	紀伊國屋書店ゆめタウン博多店	092-643-6721
	ジュンク堂書店福岡店	092-738-3322
	丸善博多店	092-738-3322
北九州市	井上書店小倉店	093-533-5005
久留米市	紀伊國屋書店久留米店	0942-45-7170

佐賀県

佐賀市	紀伊國屋書店佐賀店	0952-36-8171

長崎県

長崎市	紀伊國屋書店長崎店	095-811-4919

熊本県

熊本市	紀伊國屋書店熊本はません店	096-377-1330
菊池郡	紀伊國屋書店熊本光の森店	096-233-1700

大分県

大分市	紀伊國屋書店アミュプラザおおいた店	097-515-5050
	ジュンク堂書店大分店	097-536-8181
	紀伊國屋書店大分店	097-552-6100

宮崎県

宮崎市	蔦屋書店宮崎高千穂通り店	0985-61-6711

鹿児島県

鹿児島市	ジュンク堂書店鹿児島店	099-239-1221
	ブックスミスミオプシアミスミ店	099-813-7012

沖縄県

那覇市	ジュンク堂書店那覇店	098-860-7175
豊見城市	戸田書店豊見城店	098-852-2511
中頭郡	琉球光和考文堂メディカルブックセンター	098-945-5050

ご希望の本が店頭にない場合は書店にご注文下さい。

2種類の灸を自在に組み合わせる!

DVD 越石式 灸テクニック

熱くなく、気持ちよい灸法で、どんな患者にも対応できる!

　33年にわたって灸のみで治療する越石まつ江氏。その灸法は、安藤譲一氏(元・日本鍼灸理療専門学校副校長、元・埼玉県鍼灸師会会長)が考案した隔物灸である「紫雲膏灸」を、越石氏が継承・発展させたもの。慢性疾患に対応しツボにすえる「多壮灸」と、身体の広い範囲に熱を浸透させ急性疾患に対応する「糸状灸」の2種類の灸を自在に組み合わせて、多様な疾患・患者層に柔軟に対応。このDVDでは多壮灸・糸状灸それぞれの特徴やつくり方、施灸のコツ、実際の臨床の流れなどを詳しく解説。明日の臨床から実践ができる。

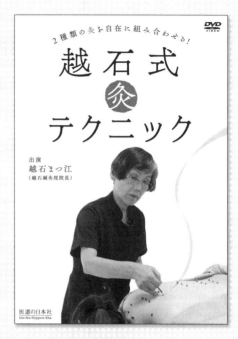

出演：越石まつ江
約85分　価格（本体 8,800円＋税）

お灸を、どのツボに、どのように、どのくらい、なぜすえるのかが分かる温灸入門書

温灸読本

治療のコツを盛り込みながらイラストと写真を使って楽しく解説!

　「ツボとは一体、何なのか」「鍼と灸は、何が違うのか」「透熱灸と温灸は、どこが違うのか」「お灸の壮数は、何を目安にすればよいのか」。今まで曖昧だったそれらの疑問に応えてくれるのが、本書だ。基礎になる考え方と温灸(知熱灸・八分灸・灸頭鍼)の実際の運用までをイラストと写真、そして宮川氏の長年の臨床のコツを盛り込みながら解説した一冊。

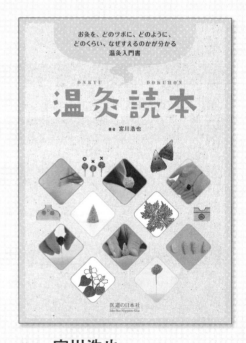

著者：宮川浩也
B5判116頁　定価（本体 3,600円＋税）

医道の日本社　フリーダイヤル 0120-2161-02　Tel.046-865-2161　ご注文FAX.046-865-2707
1回のご注文 1万円（税込）以上で梱包送料無料〈1万円未満：梱包送料880円（税込）〉

地域別 求人案内
JOB INFORMATION

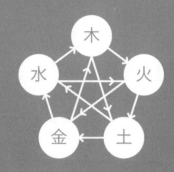

2020年4月号の求人広告申込締め切りは3月5日（木）になります。
以下のURL「医道の日本 Job サーチ」からもお申込みいただけます。

https://www.ido-jobsearch.com

8分の1枠以上でご出稿いただきますと、掲載誌発行月の5日〜（約
1ヶ月間）、「医道の日本 Job サーチ」にもサービス掲載されます。

Ido･No･Nippon･Sha
ESTABLISHED 1938

医道の日本社広告係
TEL:03-5718-3012　FAX:03-5718-3013

全国版

東京23区

東京23区以外

埼玉

千葉

神奈川

北海道・東北

北関東

甲信越・北陸

東海・近畿

中国・四国

九州・沖縄

海外

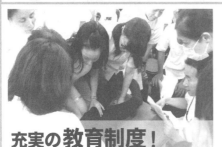

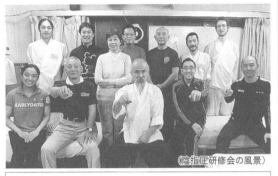
全国版
東京23区
東京23区以外
埼玉
千葉
神奈川
北海道・東北
北関東
甲信越・北陸
東海・近畿
中国・四国
九州・沖縄
海外

全国版

東京23区

東京23区以外

埼玉

千葉

神奈川

北海道・東北

北関東

甲信越・北陸

東海・近畿

中国・四国

九州・沖縄

海外

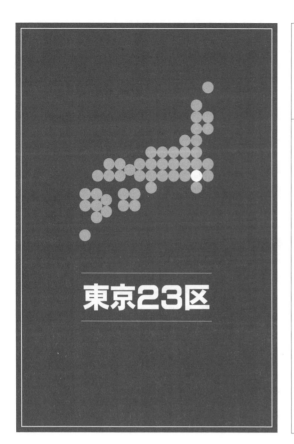

東京23区

㈱五健鍼灸整骨院グループ

東京都世田谷区三軒茶屋１−６−１　４F
https://goken-g.co.jp
☎03−5430−8516

【急募！】週40時間の変形労働時間制（シフト制）を採用し、働きやすい環境です。

募集：管理・勤務柔整師、鍼灸師、あマ指師
　　　（男女・年齢・臨床経験不問・学生可）
給与：施術者　　　　21万１千円〜27万円
　　　（残業手当を含めて23〜30万円程度）
　　　管理職　　　　32万円〜
　　　時給バイト　　1020円〜
時間：8時30分〜18時30分又は19時（休憩有）
休診：日曜・祝日、年末年始
待遇：健康保険・厚生年金・雇用労災保険加入
　　　週休２日制、有給休暇、賞与・昇給あり
研修：レセプト・症例・新人各研修会他
勤務：代々木上原・用賀・経堂・弦巻・三軒茶屋
　　　太子堂・西小山
其他：保険鍼灸・訪問リハビリ・地域体操教室
　　　提携医療機関多数あり、卒後臨床研修可
開業42年の経験と実績。すべては患者様の為に
東洋医学と西洋医学が共存した医療を目指す

美容鍼灸・自律神経専門サロン　ブレア銀座

東京都中央区銀座２丁目11−5
陽光銀座セントラルビル７F
☎045-664-3899（代表）　https://www.iblea.co.jp

銀座店オープンにつきスタッフ募集！
職種：鍼灸師　勤務形態：正社員
月給：20万円〜＋業績給
勤務時間：10時〜19時、13時〜22時　休憩あり
勤務日数：週5　シフト制
休日：週休２日制　月曜定休＋土日のどちらか
勤務地：元町・銀座（各勤務地若干名募集）
福利厚生：社会保険・厚生年金
　　　　　有給・夏期・冬期休暇あり
　　　　　連休取得可能
一生役立つ技術、おもてなしが身につく、欧米と日本の技術を融合した初の美容鍼灸・自律神経調整専門サロンです。全身治療と美容鍼灸ができるようになり、患者さんに喜ばれます。顔だけの鍼、局所治療だけでなく、経絡治療や奇経八脈など全身治療をしっかり行い丁寧に施術していきます。日本美容鍼灸マッサージ協会主催のセミナースタッフとしてプロの治療家が学びに来る技術を無料で受講でき、習得できます。まずはお気軽にお問い合わせください。

ソレイユ麻布治療院（漢方薬店併設）

東京都港区麻布十番１−8−11−6F
http://www.soleil-azabu.com
☎03−5545−5151

募集：鍼灸師、鍼灸マ師（経験者優遇）
　　　（Ｒ２・3月取得見込の方含む）
※アルバイトは週２日以上ラストまで出来る方
※女性鍼灸師活躍中、美容鍼灸出来る方歓迎
給与：正社員22万〜、アルバイト時給1200円
　　　（研修期間１〜３ヶ月：正社員20万、
　　　アルバイト時給1050円）　他住宅手当等
時間：10〜14時　15〜20時（土19時）休憩有
休日：日曜含む週休２日制、年末年始、有給休暇等
業務：鍼灸治療、マッサージ、助手業務等
　　　12月にオープンしたばかりの高級感あふれるエステサロンのような治療院で実力発揮したい方、花粉症・難聴・自律神経等の治療を得意とする院長の元で学べます。登録販売者を目指す方は、試験合格後の実務従事登録可能。
福利厚生：社会保険・厚生年金保険完備
　　　　　社員旅行等
　　　電話連絡の上、履歴書ご持参下さい。

株式会社　本間鍼灸研究所　本間治療院

東京都葛飾区亀有５－１５－６　ＪＲ亀有駅徒歩２分
https://東京鍼灸師求人.com
☎03－5613－8484　FAX03－5613－8485

※接骨院や整形外科とは患者層が全く違います。※
※　鍼灸師なら鍼灸院で成長しませんか？　※
給与：月給22～48万円（2019年度実績）
待遇：社保完備、週休２日、有給、社員旅行、食事会。
地方から東京で頑張る鍼灸師には、生活準備金10万円
をプレゼント！院長は鍼灸協会理事。スタッフは男性
４名・女性４名。臨床未経験者大歓迎。女性が活躍中。
25才以下の教育に注力。マッサージ資格者優遇します。

小滝橋整形外科

東京都新宿区百人町４－９－７　ユーエストビル２Ｆ
高田馬場、大久保、落合より各徒歩13分、10分、7分
☎03－5332－3020

資格：柔整師、鍼灸師、マッサージ師（学生可）
給与：24万円以上、経験考慮、賞与年２回、昇給あり
　　　交通費支給。パート可（時給1300円～）
時間：9～13／15～18：30（水19：30）休憩有
休日：日曜・祝日、木土午後休、年末年始・夏季休暇有
外傷症例も多くレントゲン見方、診療経験を積めます。
医師によるフィルムカンファレンスあり。新卒大歓迎。
電話連絡の上、履歴書（写真付）をご持参下さい。

篠崎駅前クリニック

東京都江戸川区篠崎町２－７－１　イーストハイム
篠崎１階　都営新宿線・篠崎駅徒歩１分
☎03－5666－1331　https://shinozaki-clinic.tums.jp

資格：柔整師・鍼灸師（学生可、臨床未経験者可）
時間：平日９～13／15～19時、土曜９～12／13～15時
休日：日曜・祝日、シフト制（勤務日・時間相談可）
時給：1200円
待遇：交通費支給・社保完備・有給休暇制度あり
様々な症状の患者様が来院していますので柔整師、鍼
灸師どちらの方も豊富な臨床経験を積むことが出来ま
す。詳細はお電話にて承ります。

東十条きたもと整骨院

東京都北区東十条４－６－18
ＪＲ京浜東北線・東十条駅（徒歩３～４分）
☎03－5390－2187

柔整師、マッサージ師　学生・パート可
臨床未経験の方も大歓迎
９時～12時半、15時～19時半、土曜９時～14時
日曜祝祭日、年末年始、夏期休暇あり
20～40万円、賞与年２回、昇給年１回、時給1100円～
交通費支給、社会保険・厚生年金・雇用保険あり
カイロ、整体等の勉強会あり、向上心のある方待って
ます！　お電話下さい！　明るい職場です。

も～みんぐ

渋谷区恵比寿１－８－７　三恵８ビル３Ｆ
恵比寿駅徒歩30秒
☎03－3444－4981

募集：マッサージ師・鍼灸師・柔整師（整体・学生可）
休日：曜日応相談、週休２日可、院内及び出張治療
給与：歩合制（歩合高率）
　　　入社３ヶ月25万円～30万円の保証あり。
勤務時間：朝10時～深夜４時迄の間で応相談
やる気があって、人の２倍働いてでも３倍収入が欲し
い人歓迎。
働きながら実践及び高技術が学べ高収入が得られます。

みなみ治療院

東京都荒川区南千住７－29－１
JR線日比谷線つくばエクスプレス線南千住駅徒歩１分
☎03－5811－9344　http://minami-rehabiri.tokyo/

マッサージ師、鍼灸師、パート可
給与：20～35万円以上（20万円最低保障＋歩合）
　　　交通費支給、雇用保険
時間：９：00～18：00（休憩有、応相談）
休日：日祝、その他相談可
「高齢者に笑顔と健康を届ける」を理念に掲げ、訪問
マッサージの募集になります。臨床未経験の方にも
丁寧に指導します。明るくやさしい方、気軽に連絡乞

全国版

東京23区

東京23区以外

埼玉

千葉

神奈川

北海道・東北

北関東

甲信越・北陸

東海・近畿

中国・四国

九州・沖縄

海外

全国版

東京23区

東京23区以外

埼玉

千葉

神奈川

北海道・東北

北関東

甲信越・北陸

東海・近畿

中国・四国

九州・沖縄

海外

医療法人社団 岡田クリニック

杉並区上荻２−36−４　ＪＲ荻窪駅より徒歩12分
http://www.okada-cl.jp/
☎03−3301−3350

資格：あマ指師、柔道整復師、常勤およびパート
勤務 ８:10〜12:30、14:30〜18:10、土曜午前のみ、週4.5日
休日：木・日・祝日、夏冬１週、健保・雇用・労災・厚生年金・交通費有　給与：24〜35万以上、パート1500円以上
機能回復、疼痛緩和、癒しを主体とし、解剖、生理学的知識を用い、治療にあたります。外傷、スポーツ障害、ロコモ症例も多く、ＸＰ、固定法を指導します。

医療法人社団 孝志会 江古田内科整形外科

東京都練馬区旭丘２−44−６
西武池袋線　江古田駅　徒歩２分
☎03−6431−0030　http://www.ekoda-clinic.com

募集　柔道整復師　新卒者大歓迎
　　　女性の方も活躍できます。（時間応相談）
時間　平日９:00〜13:00　15:00〜19:00
　　　土曜９:00〜13:00
休日　木・日・祝祭日・夏季・年末年始
給与　当院規定による
手技・鍼灸等多数にわたる治療を行っており外傷例も多くレントゲン・固定等、診察経験を数多く積めます

訪問マッサージ リファイン

東京都練馬区練馬３−24−18　並木第１ビル203
練馬駅より徒歩７分
☎03−6914−6210

資格：あん摩マッサージ指圧師・鍼灸マッサージ師
給与：週５日勤務25万円、週６日勤務30万円保証
　　　業界最高水準の歩合給昇給あり
　　　非常勤業務　売上50%〜（昇給あり）
時間：常勤９〜18時前後（休憩有）、非常勤週２日〜
休日：週１〜２日、年末年始、夏季休暇あり
　　　新卒者歓迎、臨床経験不問、勤務時間応相談
　　　練馬区・豊島区近辺の訪問業務です。

佐々木整形外科

東京都墨田区江東橋4-30-16 メンテック大塚ビル２階
ＪＲ・錦糸町駅南口より徒歩４分
☎03−6666−9185　http://sasakiseikeigeka.net

資格：鍼灸師・鍼灸マッサージ師
給与：正社員24万円　※交通費支給　※制服貸与
時間：診療受付９:30〜12:30/15:00〜18:30
　　　休憩あり、週4.5日勤務
休日：日・祝・水定休日、土曜PM休、夏季・年末年始休暇
新卒者大歓迎！治療法を丁寧に指導いたします。女性が活躍できる職場です。年齢経験不問。受付業務、鍼やレセプトを学ぶことができます。

新橋烏森整形外科

港区新橋２−15−７　Ｓ−ＰＬＡＺＡ弥生２Ｆ
ＪＲ新橋駅前、徒歩１分
☎03−3500−5353 http://www.shimbashi-seikei.com/

資格　柔整師（マ師　パート・学生可）
　　　明るく元気な向学心のある方を望んでいます。
勤務　月〜金曜日、９時〜18時。休憩有
休日　土・日曜、祝日、夏・冬期
給与　20〜35万円（社会保険完備、交通費支給）
　症例豊富で、骨折・脱臼等の外傷処置を数多く経験でき、レントゲンも読めるようになります。また手技療法も行っており、治療効果を上げています。

新小岩駅前総合クリニック

葛飾区新小岩２−１−１　リーフコンフォート新小岩
３・４階　ＪＲ総武線・新小岩駅より徒歩１分
☎03−5678−5616　https://shinkoiwa.towakai.com/

資格：柔整師・鍼灸師（学生、臨床未経験者可）
時間：平日９〜13/15〜19時、土曜９〜12/13〜15時
休日：週休２日制（シフト制、勤務日・時間相談可）
時給：1200円
待遇：交通費支給・社会保険完備、有給休暇制度あり
当院では外傷の整復、固定処置、鍼灸治療、マッサージ、運動・物理療法を実践しています。詳細はお電話にてお問い合わせ下さい。見学のみでも可能です。

両国整形外科クリニック

東京都墨田区両国４−37−６　スゴーアネックスビル
４Ｆ　ＪＲ両国駅徒歩１分・大江戸線両国駅徒歩３分
☎03−5669−7773

鍼灸・マッサージ師、鍼灸師、柔整師
勤務　９時〜13時、15〜19時　土曜は９時〜15時
休日　木曜、日曜、祝祭日、夏季・年末年始
給与　常勤20万〜　経験考慮、パート時給1100円以上
　　　週３日以上、応相談　交通費支給　厚生年金加入
明るくきれいな職場です。勤務時間は相談いたします。
電話連絡のうえ、履歴書（写真付）をご持参下さい。

原田整骨院・鍼灸マッサージ院

東京都練馬区栄町６−12
西武池袋線・江古田駅より徒歩1分
☎03-5999-3282 http://www.aozorakikaku.info/

【開業30年の信頼と実績】
資格：鍼灸師　※鍼灸の患者さんが多数来院されています。
給与：４週６休で30万〜40万円、完全週休2日・時短勤務可・正月1週間休暇・有休100%　ライフワークバランス良・交通費・制服支給・雇用・労災・賠償責任保険加入

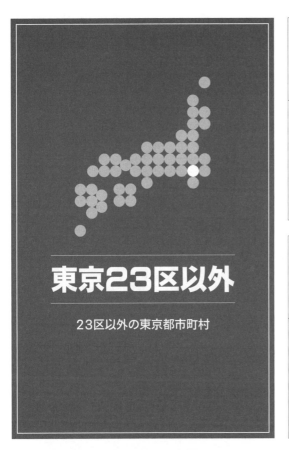

東京23区以外

23区以外の東京都市町村

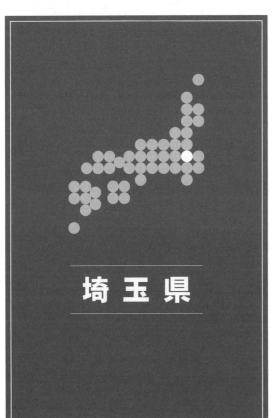

埼 玉 県

株式会社在宅マッサージいぶき

東京都八王子市石川町779－4
ＪＲ八高線・小宮駅より徒歩5分
☎042－649－2640 https://massageibuki.wixsite.com/website

訪問鍼灸マ師。マ師（要普免）車貸与、持ち込み歓迎
初任給：25万円（週休2日）、22.5万円（週休2.5日）
賞与：年2回歩合　昇給年1、年末・夏季休暇自由取得
3年目社員例：月給26万円（週休2.5日）夏季賞与90万円
業務委託、パート売上の65％支給、勉強会食事会あり
勤務：9時～18時位（休憩あり）社保、賠償保険加入
一人一人丁寧に技術指導致します。休暇を満喫し、楽
しく皆働いています。高収入を得たい方、大歓迎です。

府中駅北口クリニック

東京都府中市府中町1－6－2　三和第2ビル2階
府中駅北口徒歩1分
☎042－319－1543　http://f-kitacl.com

【資格】柔道整復師、あん摩マッサージ指圧師
【時間】平日9：00～13：00・15：00～19：00
　　　　土曜9：00～12：00・13：00～15：00
【休日】水曜日、日曜日、祝祭日（有休制度あり）
【給与】時給1220円～
テーピング、固定法、レントゲン読影、整復、手技療
法等臨床経験のない方でも丁寧に御指導します。
見学可能です。詳細などお気軽にご連絡ください。

あさひメディカルグループ

〒331－0812
埼玉県さいたま市北区宮原町2－18－15
☎048－661－6690（担当：山下）

　　　　※蕨市にて2019／12／1新規開院！※
資格：柔道整復師、マッサージ師、理学療法士
勤務：平日9～13時、15～19時
　　　　土日祝9～13時、14～17時
休日：シフト制による週休2日制
給与：20万8000円（柔整・マ師）28万円（ＰＴ）
勤務地：さいたま市内3診療所、
　　　　上尾市、蕨市（12月1日開院）
応募方法：山下まで連絡後、履歴書持参
　　　　　（詳細は面談時にて）
理学療法士は、入職時より正社員としての採用
になります。
柔道整復師・マッサージ師は、入職後に運動器
リハビリテーションセラピスト研修会、全国病
院理学療法協会による運動療法機能訓練技能講
習会に積極的に参加する方を求人いたします。
尚、上記講習会が修了までの約1年間は契約社
員となります。
　（給与等の契約内容は常勤職員と相違ありませ
ん。終了後、常勤としての登用となります。）

全国版

東京23区

東京23区以外

埼玉

千葉

神奈川

北海道・東北

北関東

甲信越・北陸

東海・近畿

中国・四国

九州・沖縄

海外

全国版

東京23区

東京23区以外

埼玉

千葉

神奈川

北海道・東北

北関東

甲信越・北陸

東海・近畿

中国・四国

九州・沖縄

海外

岡田整形外科

埼玉県桶川市北２−２−１
☎048−776−2222 https://okada-ortho.webnode.jp/

鍼灸・マッサージ師　柔整整復師　常勤　パート
ＡＭ９〜12時　ＰＭ３〜７時（昼休み自由）
日曜祝日休診　有給休暇　ＧＷ・夏季冬季休暇有
月給25万円以上 パート時給 1400円以上（経験者のみ）
賞与年２回　昇給年１回
社会保険　厚生年金有　交通費支給　駐車場有
鍼治療・マッサージなど手技療法の症例が豊富で高度
な技術を修得できる明るい病院です。まずはお電話を！

さくら整形外科

埼玉県幸手市上高野250−6
東武日光線・杉戸高野台駅徒歩約15分
☎0480−42−0878

資格：柔道整復師（新卒歓迎、学生応相談）
時間：9：00〜12：30、14：30〜18：30、木・土12時半迄
休日：日・祝、木・土午後休。年末年始・夏期休暇。
給与：委細面談。社会保険完備、有給あり、車通勤可。
経験者・未経験者問いません！
外傷症例が多く、自己のスキルアップを目指す方を
大募集！見学も可能なので、お気軽にお電話下さい。
詳しくは面談で話しましょう！

山崎医院

埼玉県加須市根古屋642−10
東武伊勢崎線・加須駅より３km
☎0480−73−6463 https://www.kisaiyamazaki.com/

資格：鍼灸師、柔道整復師、両資格保持者優遇
時間：平日午前８時〜12時、午後２時〜７時
　　　土曜午前８時〜12時
給与：20万円以上。勤務日数、資格により応相談。
待遇：社会保険完備、交通費支給、有給休暇あり
通所介護（デイサービス）、居宅介護（ケアマネ）事
業所併設

㈱元気　訪問マッサージ元気

埼玉県川越市砂新田３−20−8
東武東上線・新河岸駅より徒歩10分
☎049−241−7700

資格：あマ指師、要車免許
23〜40万円＋歩合、昇給年１回
※研修（３ヶ月）月給20万円
待遇：社保完、交支給、車通勤可
　　　退職金、服貸、車貸
休日：完全週休２日、日・祝、年
　　　末年始、夏季、有給
女性も多く、リハビリの勉強充実

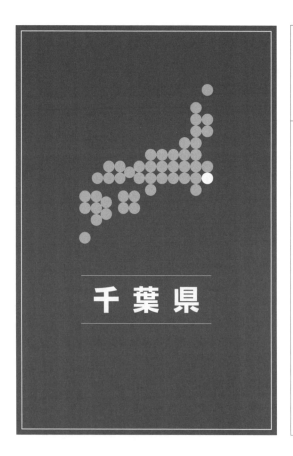

千　葉　県

訪問リハビリマッサージことほぎ

千葉市若葉区桜木３−13−23−１Ｆ
https://www.kotohogi.net
☎043−233−7722　（担当：院長　田中）

ワークライフバランスの整った勤務環境と高額
保障給を高レベルで両立。女性が安心して勤務
資格：マ師国家資格、要普免or原付、新卒歓迎
年齢：不問（個人の人柄と能力で採用）
時間：９〜18時（休憩約１Ｈ、自宅休憩可）
朝礼・夕方待機なく直行直帰、遅出・早退も有
休日：週休２日（日曜日＋１日）、年末年始
正社員週５日：月給28万円保障＋歩合
正社員週６日：月給34万円保障＋歩合
準社員週５日６Ｈ勤：月給21万円保障＋歩合
パート：日12500円or時1500円、週１日３Ｈ〜
昇給：年１回、正社員平均約5000円の月給ＵＰ
賞与：年２回、正社員平均年19万円（18年実績）
待遇：社保（厚・健・雇・労）、法定健康診断
有給休暇法定日数（取得率104％）産休育休有
マイカー業務使用（ＥＴＣ・給油カード貸与）
マ師18名中、勤務３年以上14名、女性８名在籍
来院施術なし、デイ併設せず、訪問施術に専念
歩合ではない為、収入安定、患者取り合いなし
新卒未経験者には研修２ヶ月で懇切丁寧に指導

てあて在宅マッサージ松戸　㈱てあて

千葉県松戸市常盤平陣屋前４－17
新京成／武蔵野線　八柱／新八柱駅　徒歩６分
☎0120－405－032　担当：藤田　http://www.te-ate.com

患者様の笑顔に出会える訪問マッサージ。経験者優遇
女性スタッフも活躍中の明るい職場です。研修制度有
資格：鍼灸マッサージ師・マッサージ師（要普免）
給与：23万円〜（別途業績手当有）＋⓪年２回⑯年２回
勤務：９時〜18時（休憩有）、週休２日（日曜＋１日）
　　　夏期・年末年始・法定有給休暇10日以上あり
　　厚生年金・健康保険・労災保険・雇用保険あり
新卒者は丁寧に指導致します。是非ＨＰをご覧下さい。

みらい整骨院　メガロス柏（スポーツジム）内

千葉県柏市柏７－６－30　常磐線・千代田線・東武線
柏駅東口より徒歩10分　☎04－7166－5184 or 090－
2756－6784　✉ seikotu.1952.suganuma@docomo.ne.jp

柔整師・管理柔整師
待遇：月収20〜30万円（経験、能力により優遇）マッ
サージ・鍼有資格者は資格手当有。交通費、制服支給。
時間：11〜22時（土〜20時、日祝日〜19時）※休憩有
休日：金曜日（休館日）、隔週で金土連休（年間24回）
５月の連休、夏期休暇、年末年始。当院は外傷は勿論
最新の医療機を導入し整体や運動療法等により高い治
療効果を上げています。明るい先生待ってます.‼

愛光クリニック　整形外科内科

千葉市美浜区高洲３－14－７１Ｆ
ＪＲ京葉線・稲毛海岸駅徒歩２分
☎043－303－1008

柔整師、鍼灸師、マッサージ師
正社員　25万円〜／㋐時給1200円〜
待遇　⊗全額支給
時間　９時〜12時／15時〜19時
休日　応相談　年末年始　お盆
　　　臨床経験少ない方でも親切
に御指導します。元気でやる気の
ある方は、まずはお電話下さい。

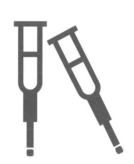

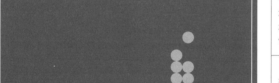

神奈川県

港北整形外科

神奈川県横浜市都筑区中川１－８－28
横浜市営地下鉄ブルーライン中川駅より徒歩２分
☎045－913－2665　https://www.kouhoku-seikei.com/

【急募】あん摩マッサージ指圧師（パート）
給与：時給1700円（18時以降1750円、日・祝1800円）
待遇：交通費支給、制服貸与　シフト制
時間：９〜12：00（診療終了迄）月、金、日（日隔週）
　　　17 or 18〜20：00（診療終了迄）火、水、木、土
広くて清潔感のあるクリニックです。
✉info@kouhoku-seikei.com（採用担当：高橋）

平和堂鍼灸整骨院　平和堂マッサージ

神奈川県藤沢市下土棚463－７　小田急江ノ島線・長
後駅東口徒歩３分　https://www.heiwado-m.com/
☎0466－41－2533 または 090－9842－6789

資格：鍼灸マ師・マ師・鍼灸師・柔整師
時間：９：00〜18：00（休憩２回あり）
給与：【マ師・鍼灸師】25万円〜＋歩合（〜50万円）
　　　【柔整師】22万５千円〜＋歩合（〜50万円）
休日：週休２日（日曜他１日）、有給、夏期冬期休暇
待遇：労雇保険、交費全給、車貸与、昇給、役管手当
　　　※卒後認定臨床施設の為、院内・外・レセプト
　　　　業務等を多数学べます.‼

全国版
東京23区
東京23区以外
埼玉
千葉
神奈川
北海道・東北
北関東
甲信越・北陸
東海・近畿
中国・四国
九州・沖縄
海外

全国版

東京23区

東京23区以外

埼玉

千葉

神奈川

北海道・東北

北関東

甲信越・北陸

東海・近畿

中国・四国

九州・沖縄

海外

メディケア鍼灸マッサージセンター

川崎市宮前区鷺沼1－8－5－201
田園都市線・鷺沼駅徒歩5分
☎044－871－2558　http://www.e-mdcare.com

業務：訪問医療マッサージ、機能訓練、鍼灸治療
資格：鍼灸マ師（要普免）　給与：入社6ヵ月後28万
以上（賞与年2回）待遇：厚生年金・健保・雇用・労
災・退職金制度あり　時間：8時45分～17時45分（休
憩1時間）休日：土・日・夏季年年末始（完全週休2日）
特色：人材育成に力を入れ研修会が充実しております。
在宅、外来、デイ等、様々な経験ができます。見学随
時可、気軽にご連絡ください。

匠整骨院

神奈川県相模原市緑区西橋本5－1－1
ラ・フロール4階　最寄駅：橋本駅
☎042-772-9883 070-2186-4446　http://fukuju2016.com

○柔整師・鍼灸・指圧マッサージ師募集！○
給与：月給30万円以上（平均給与は43万円以上）
勤務：9時半～20時又は14～22時（休憩有・選択可）
　　　レセ残業等ありません。
休日：完全週休2日制　※3日間の場合は80％支給
待遇：雇用保険・交通費全給・車通勤ＯＫ
卒後臨床研修認定院です。受付も募集中！時給1110円
～（20時以降1320円～、日祭日1200円～）学生可

高山整形外科

川崎市多摩区西生田3－9－30　ヤマダビル2Ｆ
小田急線・読売ランド前駅の南口すぐ
☎044-959-5828 http://www.takayama-seikeigeka.jp/

資格：柔道整復師（新卒・臨床未経験者歓迎）
給与：月給20万円以上（経験考慮）社会保険完備
　　　　昇給年1回、賞与年2回、交通費支給
時間：9～12：30、15～18：45（土：9～13：45）
休日：木・日・祝祭日、夏季・年末年始、有休
スポーツ傷害のアスリハから高齢者の骨折や転倒予防
に対する運動療法を実践しています。運動器疾患に興
味があり、意欲的に取り組んでくれる柔整師を募集。

西村治療院（鍼灸・マッサージ）

川崎市多摩区登戸2590－3　ヨシザワ15ビル2Ｆ
小田急線・登戸駅より徒歩4分
☎044－933－2489　http://nishimura-chiryoin.com/

鍼灸・マッサージ師求む。30～40代の方活躍中（学生
可）。スポーツ障害、運動器疾患に特化した治療院！
【給与】時給1200～2000円、交通費全額支給
　　　　週5日勤務…24万円以上
【時間】9～20時（休憩あり）
【休日】毎週月曜日、月1日曜日
曜日・勤務日数応相談。週1可。見学可能。要面接
本格的に鍼灸マを勉強したい方歓迎！勉強会有。

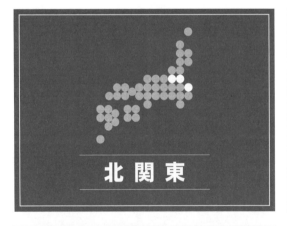

北関東

岳陽堂接骨院・鍼灸治療室

（がく よう どう）

群馬県太田市藤阿久町432－5
http://www.gakuyoudou.com
☎0276－31－1148

資格：鍼灸師（柔整とのダブル免許優遇）
勤務地：群馬県太田市
時間：8：30～20：30　休憩有
給与：20万円～　昇給年1回　賞与年2回　諸手当
待遇：社保・厚生年金・労災・雇用保険・賠責保険
休日：日曜含む完全週休2日　夏期冬期ＧＷ　有給
自費の鍼治療の多い鍼灸接骨院です。鍼灸師が活躍で
きる職場です。詳しくはＨＰをご覧下さい。

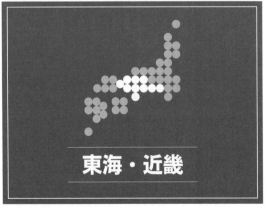

東海・近畿

やわら在宅マッサージ

愛知県名古屋市天白区焼山2－305
ハイツリービル201号
☎0120－720－870

資格：マッサージ師　要普免
給与：パート歩合制6～7割支給
時間：9時～18時の間で3ｈ以上
休日：土日祝、年末年始、夏期
運動訓練や機能訓練を加えたリハ
ビリマッサージに興味のある方。
ご都合の良い時間帯を選択できま
す。お気軽にお電話ください。

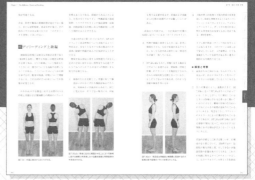
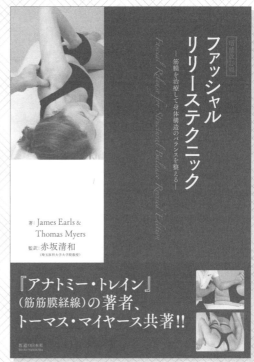

改訂版 鍼灸臨床における 医療面接

編著：丹澤 章八
定価：本体 2,100 円＋税
A5判　212ページ

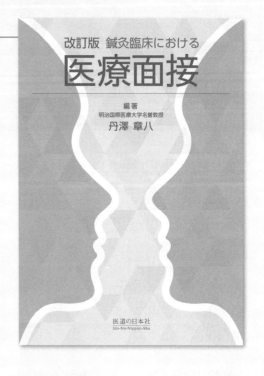

改訂版 鍼灸臨床における
医療面接

編著
明治国際医療大学名誉教授
丹澤 章八

医道の日本社
Ido-No-Nippon-Sha

初版1万5,000部の名著が新装改訂！

「医療面接は問診とどう違うの？」「患者さんと信頼関係を築く秘訣は？」「特定の患者さんの対応が苦手…」これら鍼灸臨床の疑問を解決してきた不朽の名著が、装いを新たに生まれ変わりました。初版は1万5,000部以上を記録し、今もなお多くの鍼灸師に読み継がれている医療面接のバイブル。改訂版では、図表を増やしてイラスト刷新、新たな用語・理論についても加筆しました。鍼灸師を目指す学生はもちろん、新人・ベテラン鍼灸師まで、よりよい臨床を行うために必携の書です。

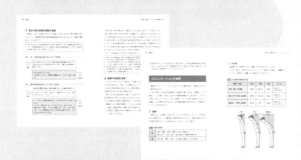

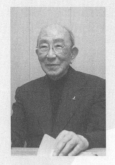

丹澤 章八 （たんざわ しょうはち）
1929年、東京生まれ。1951年、信州大学松本医学専門学校卒業。1957年、医学博士（京都府立医科大学）。1959年、厚生技官を経て以後13年間実業家に転身。1972年、医師復帰　神奈川県綜合リハビリテーション・センター七沢病院勤務、リハビリテーション部長、東洋医学科部長。1976年、上海中医学院留学。1987年、東海大学医学部非常勤教授。1991年、明治鍼灸大学（現・明治国際医療大学）大学院教授。2002年、同大学名誉教授。2003年～2009年、東洋鍼灸専門学校校長。この間、厚生省審議会委員や全日本鍼灸学会会長などを歴任。2009年～、卒後研修塾「丹塾」塾頭。

主な内容

実践編

1章　医療面接とは／2章　鍼灸臨床における医療面接の実際／3章　面接に必要な態度と技法／4章　四診の活用

解説編

1章　鍼灸師の姿勢と医療面接とを古典に探る／2章　医療面接の目的と構造／3章　医療面接とコミュニケーション／4章　質問法／5章　医療面接に求められる態度／6章　患者の解釈モデルを聴く／7章　解釈モデルを支える認知機能／8章　患者への説明と教育／9章　患者の特性に応じた医療面接

学習編

1章　自分で学ぶ／2章　グループで学ぶ

医道の日本社

フリーダイヤル 0120-2161-02　Tel.046-865-2161　ご注文FAX.046-865-2707
1回のご注文 1万円 （税込） 以上で梱包送料無料 〈1万円未満：梱包送料880円 （税込）〉